はじめに

６年前に本書を出版した主な目的は、歯を失う大きな原因である、まったく新しい概念ＴＣＨ（Tooth Contacting Habit）を多くの人に知っていただくことでした。ＴＣＨは、無意識のうちに上下の歯をつける癖で、専門的には上下歯列接触癖と呼ばれます。これが顎関節症《がくかんせつしょう》やかみ合わせの違和感のみならず、虫歯（う蝕《しょく》）や歯周病にも悪影響をもたらしていました。おかげさまで予想以上の反響があり、ＴＣＨという言葉が一般化するまでになりました。

今回の改訂では、ＴＣＨを知っていただくだけではなく、多かれ少なかれ誰にでもあるＴＣＨをコントロールすることで、本書のタイトルに掲げた「１００歳まで自分の歯を残す」ことを実現させる方法を大幅に加筆しました。

２０１０年に、私（齋藤博）と東京医科歯科大学歯学部附属病院顎関節治療部部長であった木野孔司准教授のグループとのコラボレーションで「次世代の顎関節症治療を考える会」を作り、ＴＣＨの普及活動を開始しました。

２０１５年に、木野先生が東京医科歯科大学を停年退職されたことを機に、私が会を引

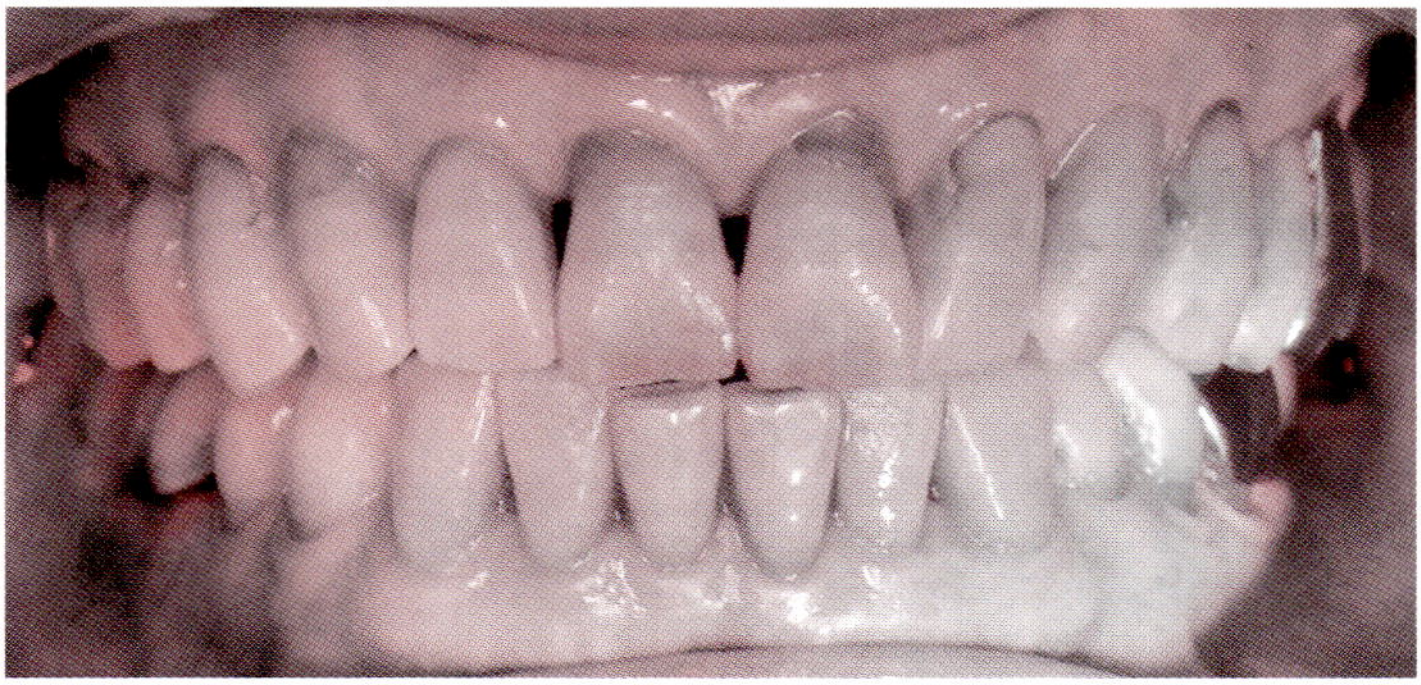

口腔ケアに来院している90歳女性、失われている歯はほとんどなく、歯周ポケットも浅く、ＴＣＨリスクも問題ない状態。現在のケアを続けていけば、100歳まで自分の歯を残せる可能性が高い

き継ぎました。このことで、顎関節症治療法として生まれたＴＣＨコントロールの、顎関節症だけでなく、虫歯や歯周病への臨床応用が加速しました。

私の42年にわたる臨床経験では、長期症例の結果から、ＴＣＨが歯を失う最大要因と考えています。従来はていねいなブラッシングと歯科医による定期的な口腔《こうくう》ケアを受けていれば、歯を失うことはないといわれてきましたが、実はそれだけでは不十分だったのです。自分の歯を最後まで残そうと思ったら、このＴＣＨを是正しなければなりません。本書ではその具体的な方法を解説していきます。

最近では、多くの人が１００歳まで生きることを現実として捉える時代になりました。しかし、１００歳まで健康に生きるためには、自力で噛んで食べることは必須条件です。欲を言えば、義歯やインプラントではなく、自分の歯で食べることが理想です。

右の写真を見てください。この方は90歳ですが、口腔ケアのために、一人で歩いて来院されます。説明するまでもありませんが、失われている歯はほとんどなく、歯周ポケットも浅く、ＴＣＨリスクも問題ない状態を維持しています。このままの状態を維持していけば、１００歳まで自分の歯で何でも食べられそうです。

皆さんが、90歳でこのような状態を維持しようとするためには、それなりの努力が必要となりますが、必ずしも夢物語ではありません。本書で解説する「自分の歯を残すための４つの方法」を正しく理解し、その理論に基づいた口腔ケアを続ければ、１００歳になっても自分の歯でおいしく食事することができるでしょう。

意外に思われるかもしれませんが、これを実現するための第一歩は、まず歯科医院で歯を抜かれないようにすることです。あまりおおっぴらに言えませんが、歯の健康にとって最大のリスクファクターになっているのが、ほかならぬ歯科医です。治療を受ける歯科医の選択を間違えると、まだまだ使える歯を次々に抜かれて、それが連鎖的に周囲の歯に悪影響を与えて、ドミノ倒し的に自分の歯を失っていくことになります。

歯の健康を守るつもりで受けた歯科治療が歯を失うきっかけになることが少なからずある

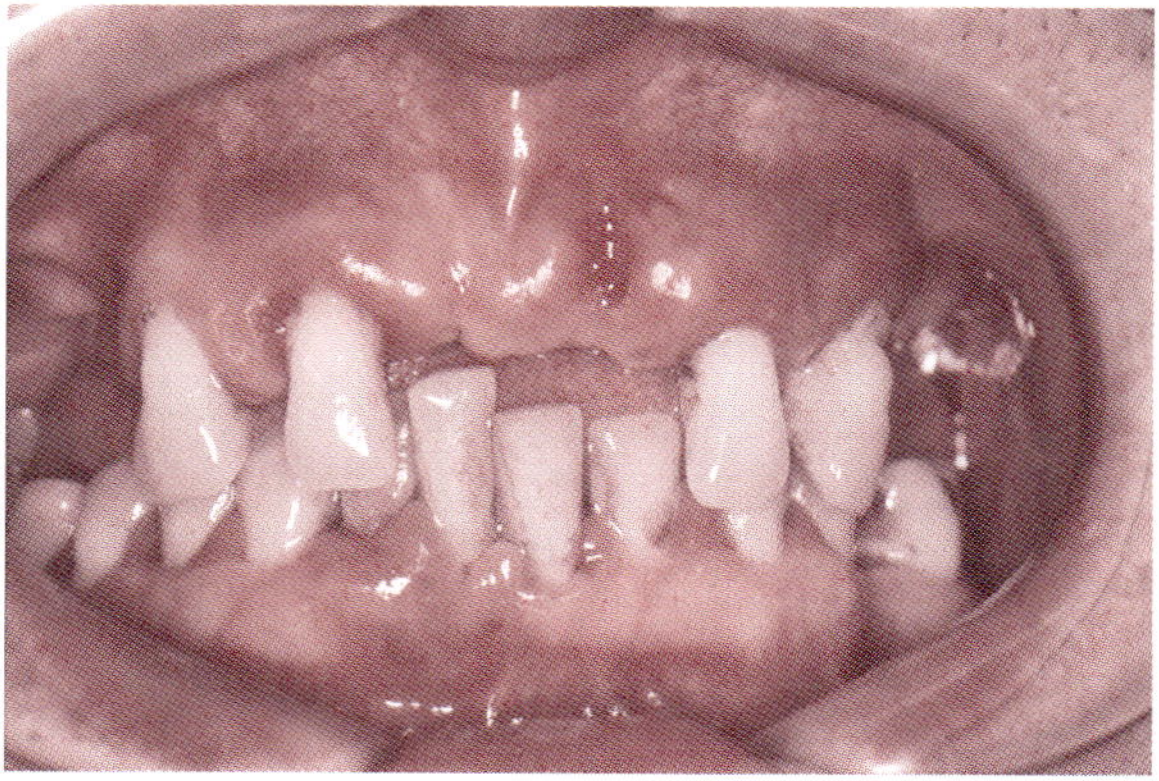

歯周病末期の48歳男性、次から次へと歯が抜けてゆく状態で、本人もどのようにしたら歯周病の進行を防げるか見当もつかない状態。定期的に口腔ケアを受け続けた23年後の写真は148ページに掲載している

のです。人生の最後まで自分の歯を残すためには、このドミノ倒しが起きないように、できるだけ抜歯を控えなくてはいけません。少々問題がある歯であっても、適切にケアすれば、歯を残すことは十分可能です。

「もう重症の歯周病になっている」「すでに多くの歯を抜かれている」という患者さんでも諦めてはいけません。良心的な歯科医による適切なケアを受ければ、それ以上、自分の歯を失わずに済みます。

上の写真は、私の歯科医院に歯周病治療に訪れた男性患者の口腔内を撮影した写真です。当時48歳だった男性は、歯周病末期の段階にあり、上顎《じょうがく》には4本の歯しか残っていない状態でした。残された歯も歯周ポケットが6㎜以上になっていてふつうの歯科医院であれば間違いなく、残った歯すべての抜歯が薦められたでしょう。

しかし、ピンセットで簡単に抜けるような歯を抜歯後、部分入れ歯を使い、定期的な口腔ケアを受け続けた結果、23年後の71歳になっても自分の歯で美味しく食事を続けることができました。71歳にもなると、これまで歯で悩むことのなかった人でも、歯周病や虫歯などのトラブルが増えてきます。この男性は、同年代の人々が、次から次へと歯を失い、歯で悩み始めた時期に、「自分はいい歯をしている」と自信を持つまでになりました。

100歳まで自分の歯を残すためには、歯質をなるべく残す治療が、結局は歯を長持ちさせる最善の医療となります。疑問の余地のないことですが、前述のように、最近の歯科医師の中には、まだ十分使える歯でもどんどん抜歯し、インプラント治療を行う者も増えています。

適切な症例であればインプラント治療は非常に有用で、患者さんの満足度も高いのですが、まだまだ使える歯を抜歯することには合理的な理由は見出せません。強いて言うなら、歯科医師の経済的メリットがあるだけです。詳しくは本書の第8章で論じますが、インプラント治療は決して万能な治療法ではなく、抜歯がきっかけでドミノ倒しのように周辺の歯を失うリスクをはらんでいます。

インプラント治療に限らず、最新の治療法の導入に熱心な歯科医院が増えていますが、注意しなければならないのは、最新の歯科治療が必ずしも最善の歯科治療ではない点です。

根管治療に顕微鏡を導入することが最近の流行ですが、歯根《しこん》の根尖部《こんせんぶ》までしっかり顕微鏡で観察するために、2㎜ほどの厚みしかない大臼歯《だいきゅうし》の歯根部分を大きく削らなくてはなりません。当然のことながら、薄くなった歯根部分にはヒビが入りやすく、抜歯原因の約18%を占める「破折《はせつ》」の可能性が高くなります。また、削られた部分には、金属ではなく最新のレジンコアが充填《じゅうてん》されますが、この材料とて開発されて数十年という臨床実績のないものが使用されています。何年持つかは、未知数です。

近年、CAD/CAMと呼ばれる方法で、詰め物やかぶせ物を機械で製作する歯科医院が増えています。これは歯を削った後の口腔内を特殊なカメラで撮影し、その画像データからパソコン上に3次元的な立体像を作り、その形状に合致した正確な補綴物《ほてつぶつ》を作る手法です。コンピュータを使えば、経験と勘に頼る歯科技工士の手作りの補綴物より精度の高いものが作れそうです。

しかし、実は現在の技術水準では、手作りよりも歯質を大きく削らなければならないため、残った歯が薄くなり、破折の危険性が高まります。熟練した歯科技工士や歯科医であれば、削る歯質を最小限にとどめることができます。このように100歳まで自分の歯を残したいと願う場合、長期実績がない最新医療に安易に飛びつかないほうが安全です。

100歳まで自分の歯を残すためには、歯科医師の適切なケアが不可欠ですが、選択を間違えると、歯科治療が原因で次から次に歯を失っていくきっかけになりかねません。「私は定期的に歯科医院に通っているから大丈夫」と歯科医院を盲信しないことをお薦めします。大切な自分の歯を、ご自分の力で守ってゆく必要があります。

本書に書かれた基本的内容は、42年間にわたる私の臨床経験と東京医科歯科大学顎関節治療部でたくさんの難治性の患者さんを完治させた実績のある木野孔司先生のTCH理論を組み合わせたもので、患者さんの歯をできるだけ残すことを最優先した予防法を紹介しており、安心して日常生活に導入できる内容です。ぜひとも、本書を利用して、文字どおり100歳まで自分の歯を残されることを、願っています。

2019年5月

齋藤　博

目次

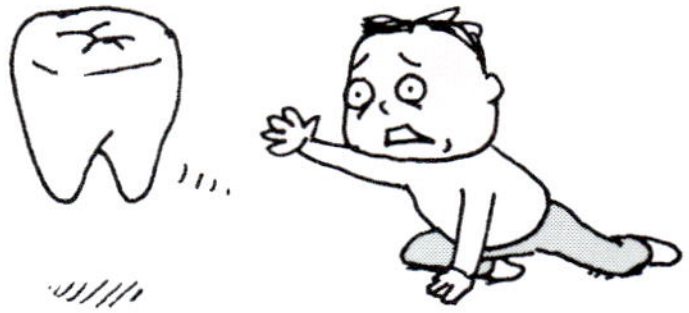

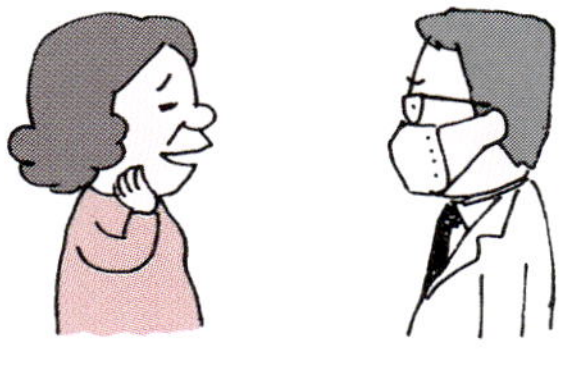

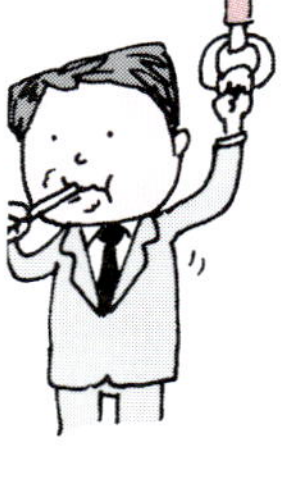

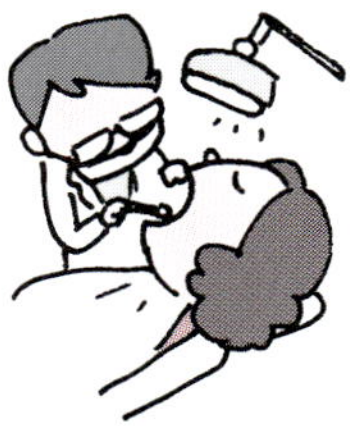

第6章 自分の歯を残すための4つの生活習慣 その4 3ヵ月に1回歯周病管理のために歯科医院に通う 129

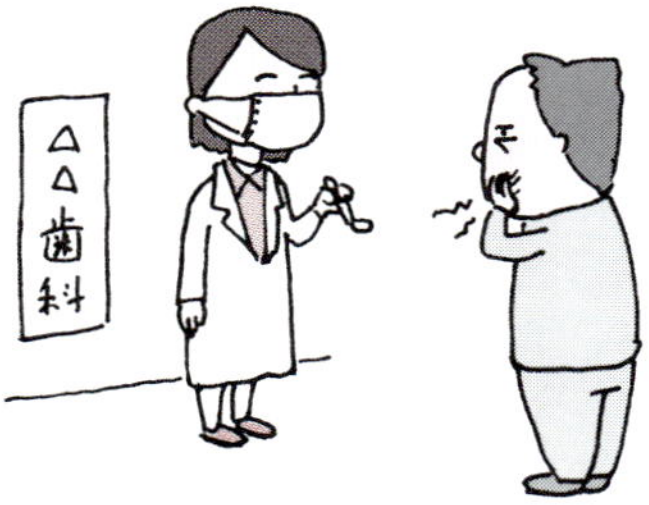

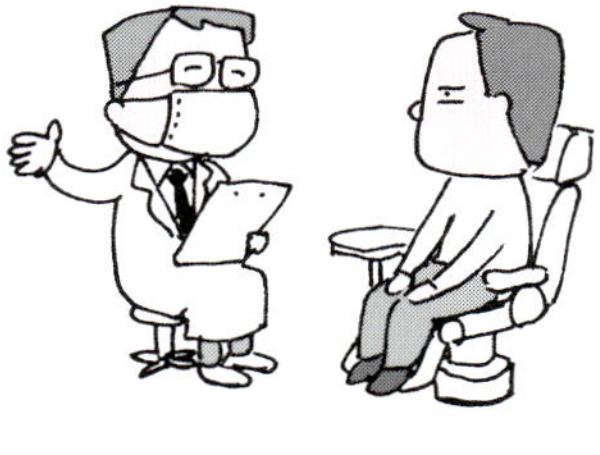

装丁／アルビレオ
挿画・本文イラスト／ヨシタケシンスケ
メディカルイラスト／千田和幸
本文図版・ＤＴＰ／長橋誓子

第1章

私たちはこうして歯を失っていく

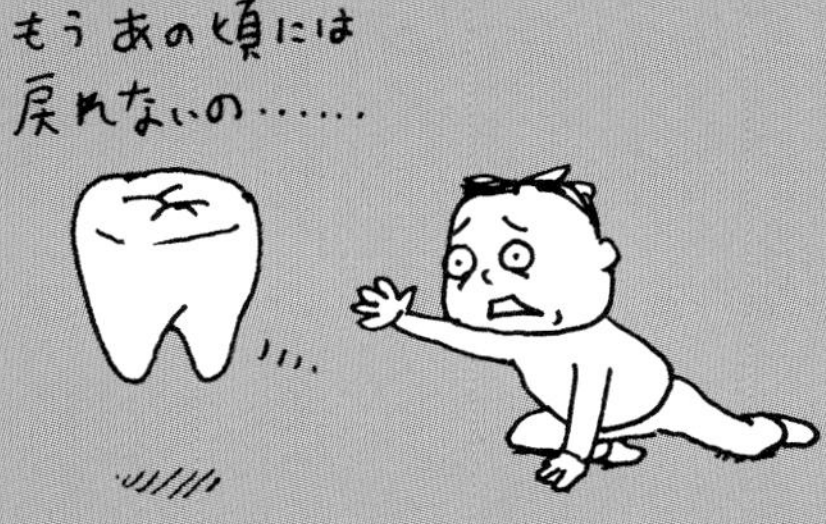

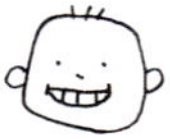

歯はかけがえのない贈り物

自分の歯はかけがえのない大切なものであることは誰もが知っています。しかし、皆さんはご自分の歯を本当に大切なものとして取り扱っているでしょうか。エルメスのバッグを無造作に放り投げたり、メルセデス・ベンツに傷がつくのも気にせずに草叢《くさむら》の中に突っ込んでいったりする人はいないと思いますが、ご自身の歯については、案外無頓着なように思います。ビールの栓を歯で抜いたりするのは論外ですが、歯をろくにみがかない人や乱暴なブラッシングで歯や歯肉《しにく》を傷つけている人は多いのではないでしょうか。

いうまでもありませんが、歯は、エルメスやベンツよりも、はるかに大事なものです。高級ブランドのバッグや自動車はお金を出せば購入できますが、自分の歯はそうはいきません。歯科医だからいうわけではありませんが、私は、自分の歯を残すためであったら、大金を払っても惜しくありません。

多くの人は、歯や健康を失ったときにその価値に気付きます。しかし気付いてからでは遅いのです。失った歯は決して元に戻りません。入れ歯やインプラントは天然歯の代用にはなりません。それどころか残った歯にもさまざまな悪影響をもたらし、抜歯がきっかけになって、次から次に歯を失っていくこともあります。

誠に恥ずかしいことですが、最近の歯科医は、これほど大事な歯を簡単に抜いてしまう人が多いのです。インプラント治療の普及も背景にあり、最近は虫歯でもない歯を予防的に抜くことを薦める歯科医まで出てきています。「この歯はもうだめですから、抜歯しましょう」「インプラントを成功させるためには、隣の歯も抜かなくてはいけません」。プロフェッショナルである歯科医に強く抜歯を薦められて、それを断る勇気がある患者さんは少ないはずです。しかし、実際のところ、よほど状態が悪くない限り、歯は残すことができるのです。歯科医の多くはそれを知りながら、患者さんに伝えていないのです。

歯科医に抜歯を薦められたら、すぐに承知せず、本やインターネットで調べたり他の歯科医の意見（セカンド・オピニオン）を求めるべきです。治療が1週間程度遅れたからといって、それが致命的になることはまずありません。重ねて言います。歯はかけがえのないものです。その貴重な歯を簡単に失う決断を安易に下してはなりません。

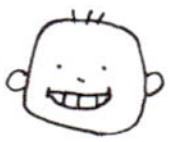

歯科医に抜歯を薦められたら

大切な歯を失うのは、歯科医院で「もうこの歯は長く持ちませんから、抜きましょう」というご託宣《たくせん》から始まります。多くの場合、歯科知識のない患者さんは、「専門家が言うのだから従うしかない」と考えて、同意して抜歯されます。しかし、このご託宣が間違っていたとしたら？　別の歯科医院で、「抜いてしまってはもったいない。時間がかかるかもしれませんが、しっかり治療すれば長持ちします」と診断される歯だとしたら、泣くに泣けないでしょう。

こんな話を聞いたことがあります。歯肉がぷっくりと腫《は》れた40代の男性がかかりつけのA歯科医院を受診したところ「この歯の根は腐っている。このまま放置すると、周りの骨まで溶けてしまう。今のうちに抜かなければいけません」と言われました。この歯科医は、抜歯した後に部分入れ歯を入れるかインプラント治療をすることを強く薦めました。

この男性は、痛みもなく、腫れ以外には特段の自覚症状がなかったため、歯科医の説明に納得できませんでした。部分入れ歯やインプラントに抵抗感があった男性は、その場では抜かれないように切り抜けました。次に職場の近くにあるB歯科医院に行くと、こちらでもA歯科医院と同じように抜歯を薦められました。

こうなると、歯を抜く以外に方法はないとなかばあきらめていたのですが、たまたま仕事上で知り合った歯科関係者の紹介で、C歯科医院にも行ってみることにしました。これまでとはうってかわって、C歯科医院では、「抜いたらもったいない。根管治療をすれば腫れは引きますよ。長く使えるようにしましょう」と言われました。2軒の歯科医院の診断結果を説明しましたが、「大丈夫です。抜く必要はありません」と自信たっぷりです。多数決をとれば2対1で、抜歯が「最善の選択」となりますが、この男性にしてみれば歯をなんとかして残したいと考えていたので、半信半疑でC歯科医院で治療を受けました。幸いにしてC歯科医院の治療で、歯肉の腫れはほどなく治まり、その後8年ほど何事もなく過ごしています。C歯科医院に対する疑念が氷解してくるにつれて、AとBの歯科医院は、なぜしきりに抜歯を薦めたのか不思議で仕方がないと話していました。

　意外に思われるかもしれませんが、皆さんが考える以上に歯科医の診断能力やスキルには大きな差があります。さらにいえば歯科治療に対する考え方もさまざまです。保険が適用できる診療の制限、経済的な事情や自らの技量などに照らし合わせて、歯科医は治療方針を決めます。

　最近は歯科医の供給が過剰なため、多くの歯科医院は経営環境が悪化しています。残念なことですが、経営的な理由から患者さんから喜ばれる治療を提供することが難しくなっています。なぜなら、患者さんが求める「削らない、抜かない治療」をすると、歯科医が儲からないからです。歯科医の経済的な事情により、自分の宝物である歯の運命が翻弄《ほんろう》されるとしたら、理不尽なことです。

　歯科医ならば、知識のない患者さんを誘導するのは実に簡単です。かかりつけ医が、レントゲン写真を見ながら困った表情をして、「この歯には病巣がありますね。放置するとどんどん大きくなりますよ」と脅かせば、たいていの患者さんは冷静さを失ってしまいます。ここで「先生、ではどうしたらいいでしょう」と即座に反応してしまうと、もう相手の術中に嵌《はま》ってしまいます。

患者さん本位の治療をしている歯科医ならば、「骨が腐っている」とか「病巣があり、放置するとどんどん周囲の骨が溶けていく」といった脅し文句は使いません。どんな患者さんでもわかる平易な言葉を使って診断結果を歯科学的な見地から説明して、複数の治療方針を紹介し、それぞれのメリットとデメリットを説明するはずです。患者さんを思考停止させるような脅し文句を使って、性急に抜歯を薦める歯科医院で治療を受けてはいけません。他に歯科医院はいくらでもあるのですから。

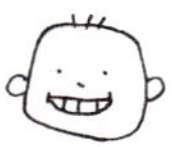

患者も最低限の知識が必要

説明が極端に短い歯科医も要注意です。歯科医が手短にしか説明しないのも、患者さんに判断する時間を与えずに、歯科医が自分のやりたい治療に誘導する高等テクニックかもしれません。ふつうの患者さんは、専門用語を交えた短い説明を、リアルタイムで十分納得できるだけの基本的知識を持ち合わせていません。そのため十分に納得したわけでもないのに、医師が薦める治療方針にすぐに同意してしまいます。ろくにわからないのに「よろしくお願いします」と言ってしまうと、思ってもいない治療を受けてしまう可能性があります。大切な歯を削られたり抜歯されたりしたら、後悔しても取り返しがつきません。

歯科医の懐事情のために歯を抜かれないようにするには、患者さんも最低限の歯科知識を持たなければなりません。そして、歯科医の説明に疑問がある時には、臆することなく何でも質問をして、どのような治療を求めているのか明確に伝えなければなりません。それなりの知識があると思える患者さんには、歯科医も生半可なことはできません。

そのために本書では、「これだけは知っておこう」というコラムを随所に設け、歯科治療を受けるにあたって最低限知っておきたい基礎知識についてコンパクトに解説しました。詳しいことを書き始めると、それぞれのテーマで1冊の分厚い本になってしまうので、解説は必要最小限にとどめました。より詳しく知りたい方は、専門書を読んだり、インターネットなどで情報収集されることをお薦めします。

麻酔注射された後でさえ、抜歯を中止することができます。抜歯されることに十分納得できないようであれば、「少し、考えさせてください」と告げて、抜歯を回避すべきです。

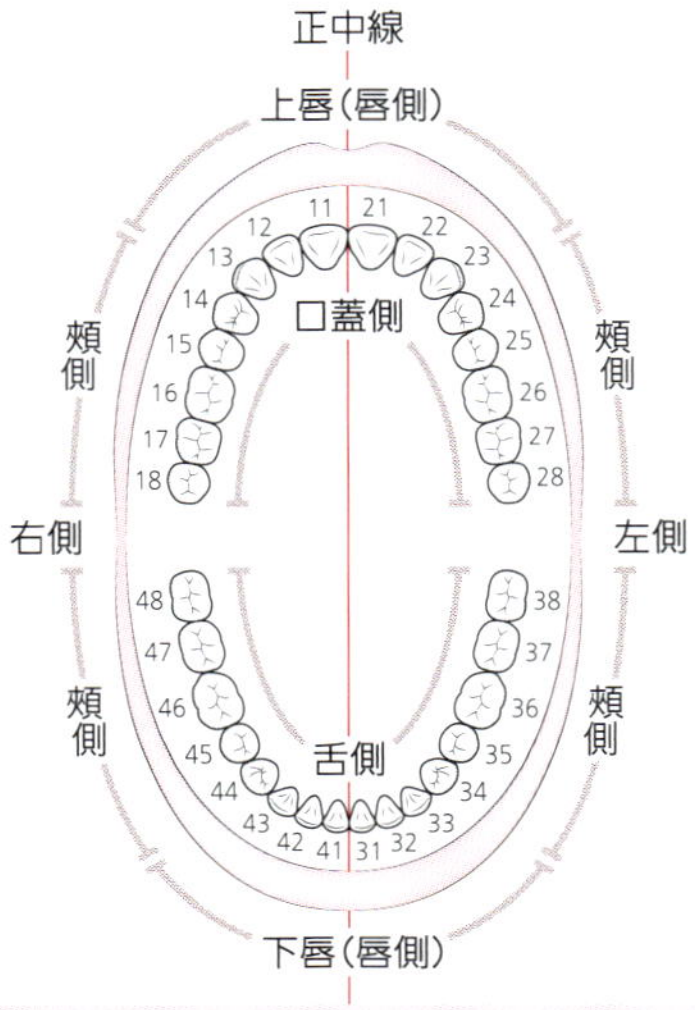

番号	名称	略号	番号	名称	略号
11	右上中切歯	1┘	21	左上中切歯	└1
12	右上側切歯	2┘	22	左上側切歯	└2
13	右上犬歯	3┘	23	左上犬歯	└3
14	右上第１小臼歯	4┘	24	左上第１小臼歯	└4
15	右上第２小臼歯	5┘	25	左上第２小臼歯	└5
16	右上第１大臼歯	6┘	26	左上第１大臼歯	└6
17	右上第２大臼歯	7┘	27	左上第２大臼歯	└7
18	右上第３大臼歯	8┘	28	左上第３大臼歯	└8
41	右下中切歯	1┐	31	左下中切歯	┌1
42	右下側切歯	2┐	32	左下側切歯	┌2
43	右下犬歯	3┐	33	左下犬歯	┌3
44	右下第１小臼歯	4┐	34	左下第１小臼歯	┌4
45	右下第２小臼歯	5┐	35	左下第２小臼歯	┌5
46	右下第１大臼歯	6┐	36	左下第１大臼歯	┌6
47	右下第２大臼歯	7┐	37	左下第２大臼歯	┌7
48	右下第３大臼歯	8┐	38	左下第３大臼歯	┌8

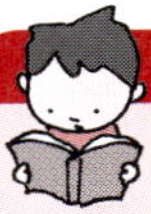

これだけは知っておこう

歯の名前

永久歯は何本あるかご存じでしょうか。正解は28本、親知らずを加えると32本です。「親知らず」は人の歯でもっとも遅く、18歳頃に生え始めます。昔は18歳頃には親が他界していることが多かったことから、「親知らず」と呼ばれるようになったといわれます。ちなみに乳歯は20本です。一般的に６～12歳の間にすべての乳歯は抜け落ちて、永久歯に生え替わります。

永久歯にはそれぞれ名前があります。歯は大きく分けると前歯と臼歯《きゅうし》のグループに分けられます。前歯は、さらに中切歯《ちゅうせっし》、側《そく》切歯《せっし》、犬歯《けんし》の３種類、臼歯は、第１小臼歯、第２小臼歯、第１大臼歯、第２大臼歯の４種類です（ちなみに親知らずは第３大臼歯といいます）。つまり合計７種類の歯があります。これが上下左右にあるので、７×４で28本となります。こうした呼び方は長いうえに聞き間違いも多いことから歯科治療の現場ではほとんど使われません。

歯科医と歯科衛生士の間の会話では、ふつう数字を使って歯の場所を示します。数字の使い方にもいくつかのルールがありますが、私の歯科医院では、「11」「46」のように２ケタの数字を用いています。歯の位置を示すには、一般的に位置関係を示す場合に用いられる上下左右は使われません。歯科学では、歯の位置を示すために２種類の呼び方を使います。ひとつは、唇・頬・舌・口蓋などを基準にした呼び方です。「唇側《しんそく》」「頬側《きょうそく》」「口蓋側《こうがいそく》」「舌側《ぜっそく》」の４種類があります。もうひとつの呼び方は、１本の歯の方向を示します。１本の歯の、正中線《せいちゅうせん》に近い部分を近心《きんしん》といい、反対側を遠心《えんしん》といいます。

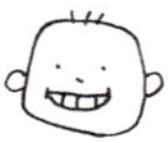

インプラントや入れ歯はしょせん人工物

野生の肉食動物が歯を失うと、獲物を捕れなくなり、徐々に衰弱し、最後は死を迎えます。人間は、歯を武器として獲物を攻撃したりするわけではないので、歯を失っても死ぬことはまずありません。しかも医療技術の進歩で、歯が抜けても入れ歯やインプラントを入れることで、失われた咀嚼《そしゃく》機能を取り戻すことも可能になりました。

しかし機能が代替できるといっても、入れ歯やインプラントはしょせん人工物であり、天然歯に代わるものではありません。入れ歯で食事をするのと、自分の歯で食事をするのとでは、まるで味が違うといいます。入れ歯は自分の歯では感じない違和感がつきもので、ひどい場合には、ノイローゼになる方もいらっしゃいます。入れ歯では、イカやタコ、煎餅といった歯ごたえのある食物を負担なくかみ切ることは困難です。また毎日寝る前に入れ歯を外すのも面倒です。何よりも入れ歯を外した時の自らの姿は、老いを感じさせ、自己嫌悪に陥るかもしれません。

天然歯に匹敵する咬合《こうごう》感が得られるといわれるインプラントも誰でもできる治療法ではなく、実はさまざまな問題をはらんでいます（インプラントの問題点については第8章で解説します）。どんなに医療技術が進歩しても、天然の歯に代わる人工物はこれからも登場することはないでしょう。

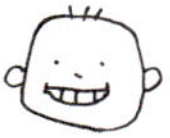

歯を失う2つのシナリオ

再生するトカゲのしっぽのように、歯を抜いても何度も生え替わってくれればよいのですが、私たち人間にはそのような能力はありません。私たちは、乳歯から生え替わった永久歯を生涯使用する定めにあります。６歳から12歳頃に生えた永久歯を、死ぬまで大切に使用しなければならないのです。

虫歯の原因となる砂糖がぜいたく品で摂取量が少なく、人の平均寿命がずっと短かった時代であれば、虫歯や歯周病にかかることなく生涯を終えることができたかもしれません。しかし、平均寿命が延びて、砂糖の入った菓子や嗜《し》好《こう》品があふれている今の時代、虫歯や歯周病と無縁の生活を送るのはきわめて困難です。

いまや日本人の平均寿命は80歳を超えました。死ぬまで自分の歯を残すためには、70年以上の長期にわたって、虫歯や歯周病から自分の歯を守らなければなりません。これは簡単なことではありません。もしあなたが50歳前ですでに虫歯や歯周病で何本か歯を失っていたとした

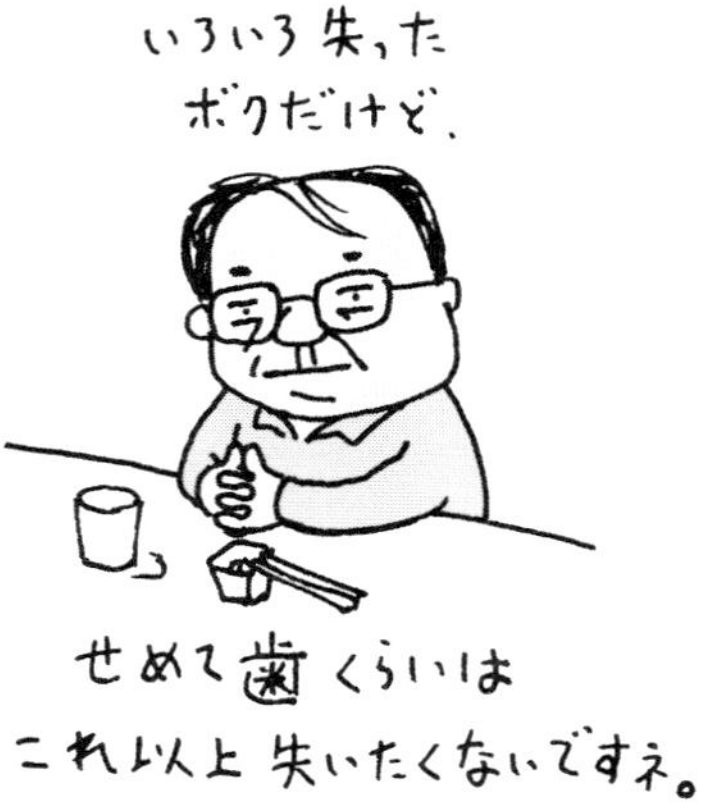
いろいろ失った
ボクだけど、
せめて歯くらいは
これ以上失いたくないですネ。

ら、これまでの生活習慣を速やかに改めない限り、近い将来、次々に歯を失っていくことになります。逆説的にいえば、この段階で対策を講じれば、これ以上の悪化を食い止めることができます。

　幸いにして、あなたの歯がすべて残っていたとしても油断してはいけません。特に注意しなければならないのが歯周病です。40代以降になると、歯周病が原因で歯を一挙に失う患者さんが急激に増えてきます。

　歯を失うには、さまざまな原因が考えられますが、虫歯と歯周病で約7割を占めるといわれます（グラフ参照）。この2つの疾患は、典型的な生活習慣病で、長い時間をかけてゆっくりと進行してゆきます。長期にわたる臨床経験から、歯を失い始めるきっかけには、大きく分けると2つのシナリオがあります。

これだけは知っておこう

抜歯にいたる主な原因

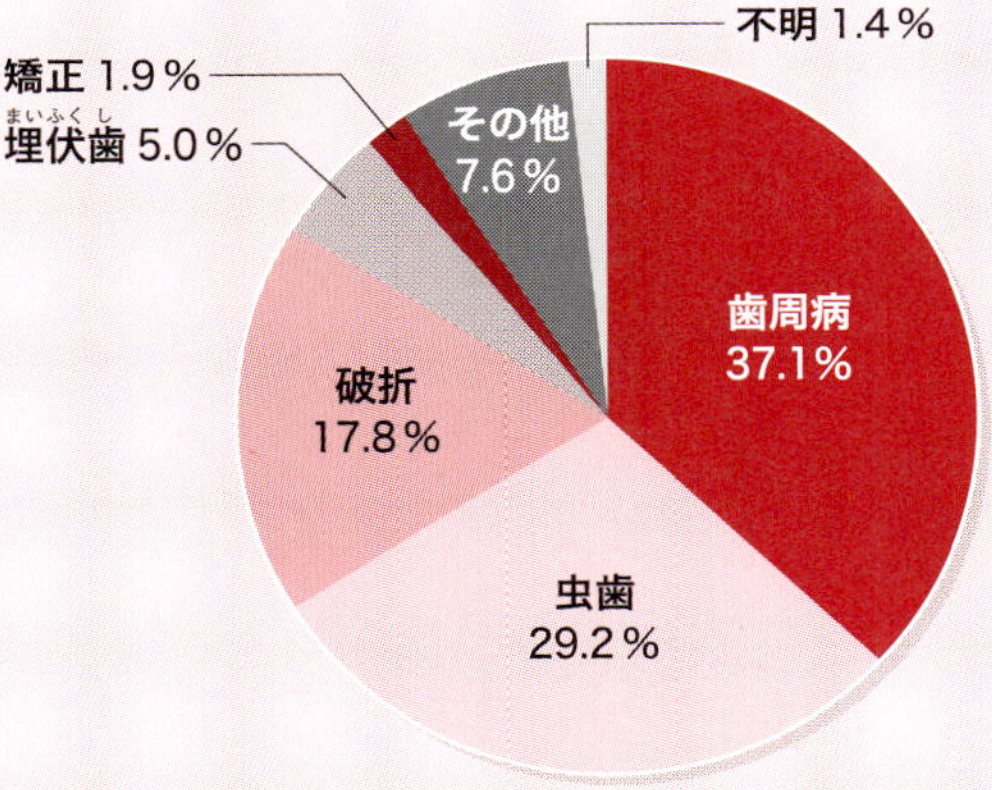

抜歯にいたる主な原因
8020推進財団・第２回永久歯の抜歯原因調査（2018）より

上のグラフを見てください。３本に２本が歯周病と虫歯が原因で抜歯されています。本書で述べるように、極力削らない抜かない侵襲性の低い歯科治療と定期的な口腔《こうくう》ケアを受けることで多くの歯を残すことができます。破折は、歯に加わる力で歯にヒビが入り割れてしまうことです。顕微鏡治療、ＣＡＤ／ＣＡＭ治療といった最新治療では、歯を削る量が増えたため、より破折が増える傾向にあります。事実、前回の調査（2005年）より、6.4％増えています。ＴＣＨコントロールが有効な予防法です。

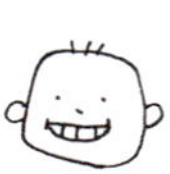

シナリオ①　歯科医によって抜かれた1本の歯からドミノ倒しが始まる

私が開業した頃（昭和50年代）の患者さんのカルテやレントゲン写真を整理していたところ、20代で大臼歯を1～2本失っているレントゲン写真の多いことに気付きました。20代で自然に抜けてしまったとは考えられないので、恐らく歯科医院で抜歯されたのでしょう。当時は、虫歯予防という考え方が現在ほど普及していなかったため、10代で大臼歯が虫歯になってしまうのは当たり前の話でした。しかも、歯科医の絶対数が少なかったため、日本中に、虫歯の患者さんがあふれていました。手間のかかる治療は敬遠され、状態の悪い虫歯、たとえば大きな穴の開いた虫歯などは、治療して残すのではなく、簡単に抜歯されてしまう時代でした。

当時20代の若者が、1～2本の大臼歯を失っているのは、ごく当たり前のことだったのです。こうした患者さんのその後の経過を調べていくと、1本の歯を抜かれたことが主な原因となって、その後、1本、また1本とドミノ倒しのように歯を失ってゆき、60～70歳になった現在では、多くの歯をブリッジや入れ歯、インプラントで補う結果になっています。

歯は歯列弓（歯列の描く曲線）に沿って半円状に、左右対称に並んでいます（左ページ参照）。歯は隙間なくバランスよく並ぶことによって、歯にかかる力を分散し、壊れることを防

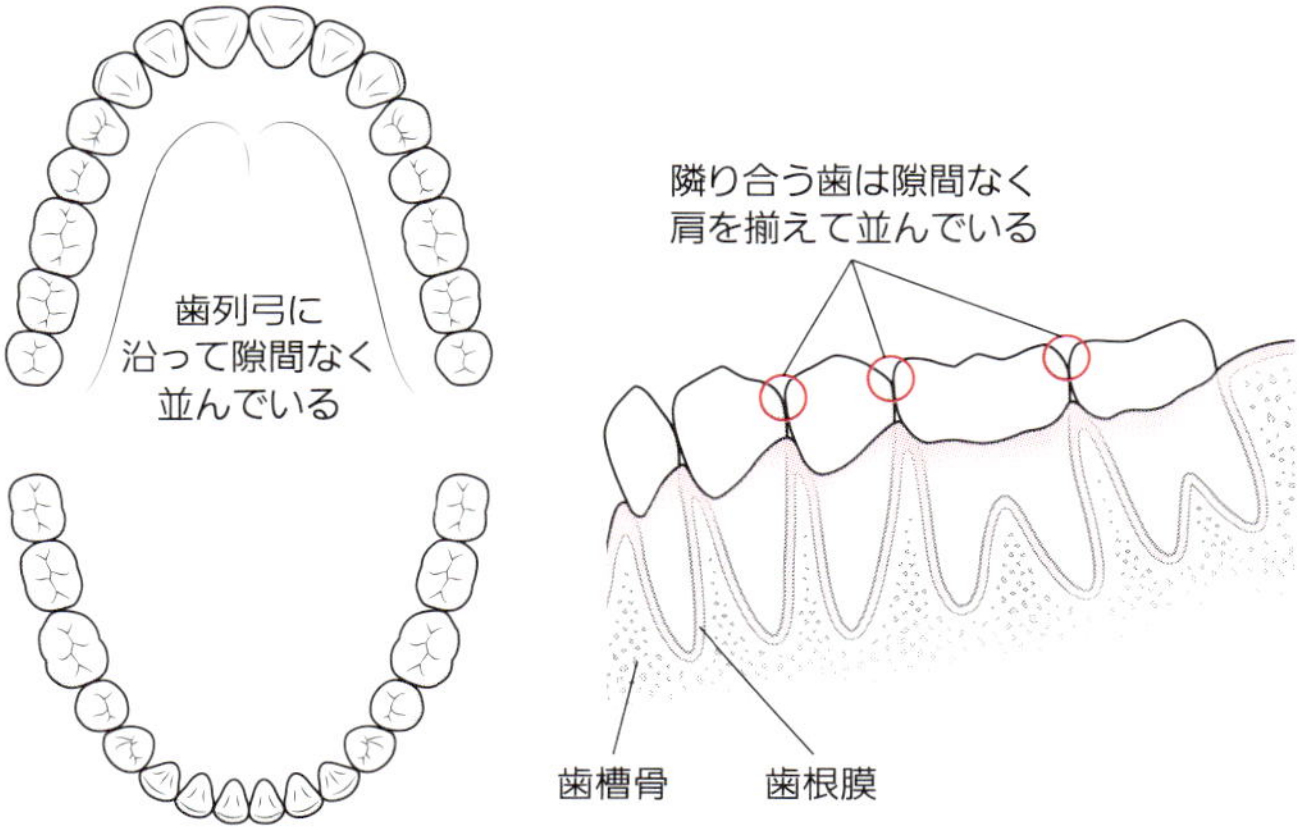

歯は隙間なく並ぶことで相互に支え合っている

いでいます。

食べ物の種類によっては、１本の歯だけに大きな負担がかかる場合がありますが、その場合には、歯と歯槽骨《しそうこつ》をつないでいる歯根膜《しこんまく》がクッションとなるだけでなく、隙間なく並ぶ隣の歯に寄りかかることによって負担を軽減しています。歯はそれぞれ独立しているように見えますが、相互に助け合っているのです。ゆえに生涯自分の歯で食事をしたいと思ったら、１本も歯を抜かれないようにすることが大切です。１本の歯を失うと、抜かれた１本が負担していた咬合力を残った歯で埋め合わせることになります。

抜かれる前でさえ、それぞれの歯は余裕をもって咬合力を負担していたわけではありません。年をとるにつれて歯と歯がかみ合う面（咬合面といいます）が磨耗していくことからも明

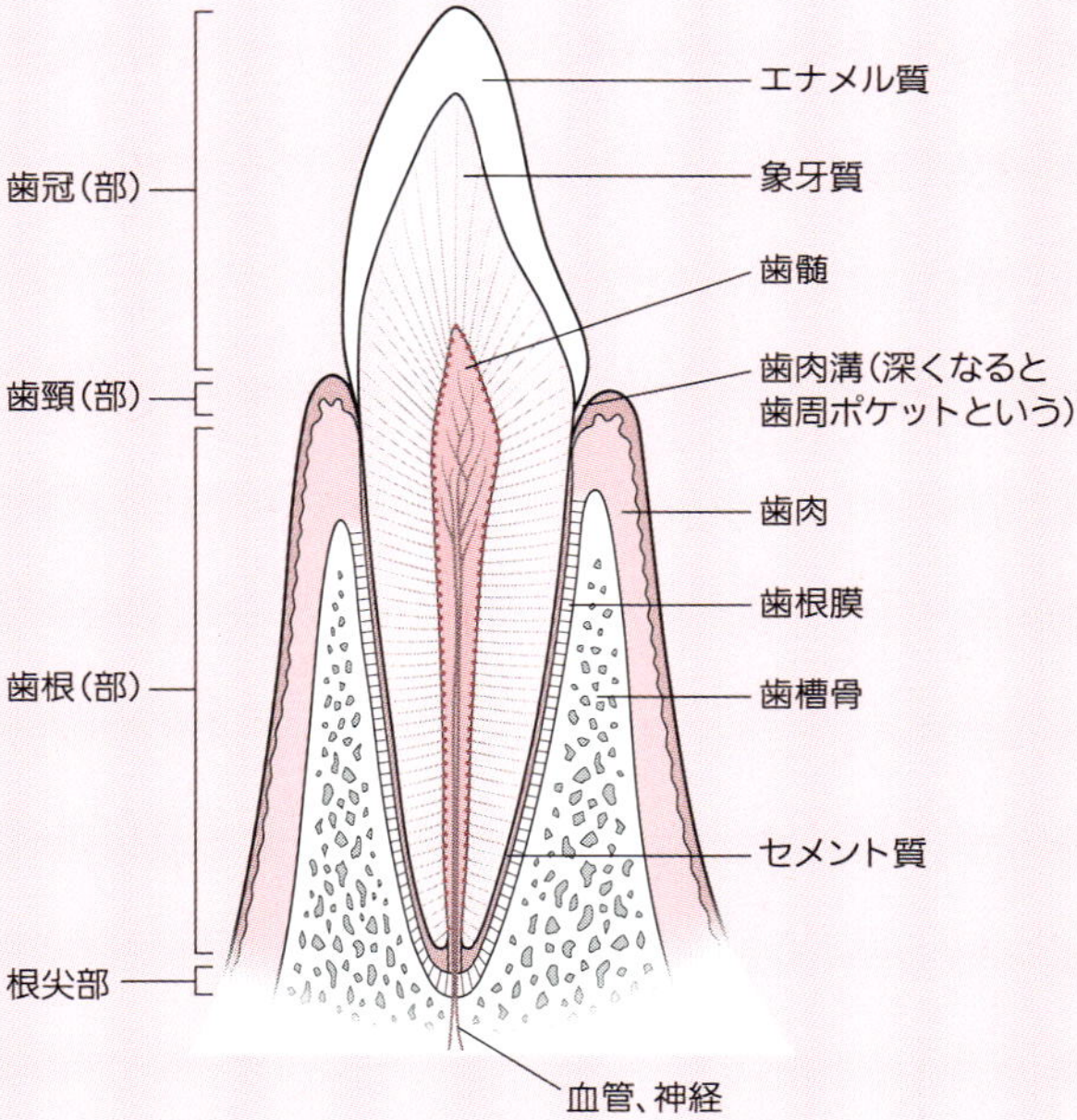
歯冠(部)
歯頸(部)
歯根(部)
根尖部
エナメル質
象牙質
歯髄
歯肉溝(深くなると
歯周ポケットという)
歯肉
歯根膜
歯槽骨
セメント質
血管、神経

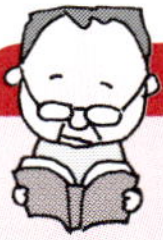

これだけは知っておこう

歯の構造

歯冠部《しかんぶ》の表面は、エナメル質でできています。エナメル質は体の中で一番硬い組織といわれ、自己再生できないので、磨耗すると元には戻りません。

歯冠部と歯根部の境は歯頸部《しけいぶ》と呼ばれ、この箇所でのエナメル質は咬合面（歯のかみ合わせ面）に比べて薄く、歯ブラシで強くみがいて磨耗させると、中の象牙質《ぞうげしつ》が露出して、知覚過敏になりやすくなります。また、歯と歯肉の境目に歯肉溝《しにくこう》と呼ばれる溝があり、ここにプラーク（歯垢《しこう》）がたまることで炎症が起き、次第に溝が深くなっていきます。この溝のことを歯周ポケットといいます。歯根部は、粘膜である歯肉に包まれています。歯を抜いてしまった部分の歯肉は、歯肉ではなく（口腔）粘膜と呼ばれます。

エナメル質内部の象牙質には象牙細管があり、細管内部には生きた象牙芽細胞の一部が入っているため、露出すると外来刺激に敏感に反応します。したがって、象牙質まで虫歯が進行した場合には、歯科治療に麻酔が必要となります。さらに歯の深部に入っていくと、象牙質の内部には、血管や神経組織に富んだ軟組織（歯髄《しずい》）が入る歯髄腔《しずいくう》があります。歯髄腔は根尖部《こんせんぶ》で体内とつながっており、この入り口から血管や神経組織が入ってきます。

虫歯が歯髄まで達すると、この軟らかい組織を取り除く処置を行います。これが私たちがよく耳にする「神経を取る」処置です。「神経を取る」と、血液を通じての栄養分の補給が断たれるため、歯がもろくなりますが、適切な歯科治療がなされていれば、神経が残っている歯と同じように使用できます。

歯根部では、象牙質の表面にセメント質があり、歯根膜を介してあごの骨とつながっています。歯を支えている顎骨《がっこつ》の一部分を、特に歯槽骨と呼んでいます。歯根膜は、線維成分に富んだ組織で、歯と歯槽骨の間でクッションの役目を果たしています。

らかなとおり、歯は限界ぎりぎりのところで過大な負荷に耐えているのです。このような状況で、抜かれた歯の咬合力もさらに負担すれば、いずれ1本の歯が負担できる能力を超えることは自明の理です。

咀嚼する時に、1本の大臼歯には毎回50〜60kgという大変な力がかかるといわれています。私たちは1日に1000回以上かむといわれていて、単純計算で1年間の咀嚼回数は36万5000回、70年では2555万回に達します。天文学的な数字ですが、適切な使い方さえすれば、私たちの歯はそれだけの回数の咀嚼にもびくともしない耐久力を持っています。しかし、虫歯や歯周病になって歯を次々に失うと、過大な負担に耐えられなくなって連鎖的に歯を失うことになります。こうなると自分の歯を最後まで使い続けることは困難でしょう。

永久歯の代わりに義歯やインプラントを入れることで、その代用とすることはできますが、それが何十年も持つという保証はありません。当然のことながら、1本の歯を失ったことでかかる余分な力に耐えられるように設計された義歯やブリッジ、インプラントを作らない限り、いずれその荷重に耐え切れなくなり、問題が起きます。

義歯（41ページコラム参照）、俗にいう「入れ歯」の場合には、クラスプと呼ばれる留め金がかかった歯がぐらついてきたり、それがあるために義歯の周辺にある歯の手入れがうまくできずに虫歯になったりします。こうした歯を抜けば、さらに大きな義歯を作り直すことになり

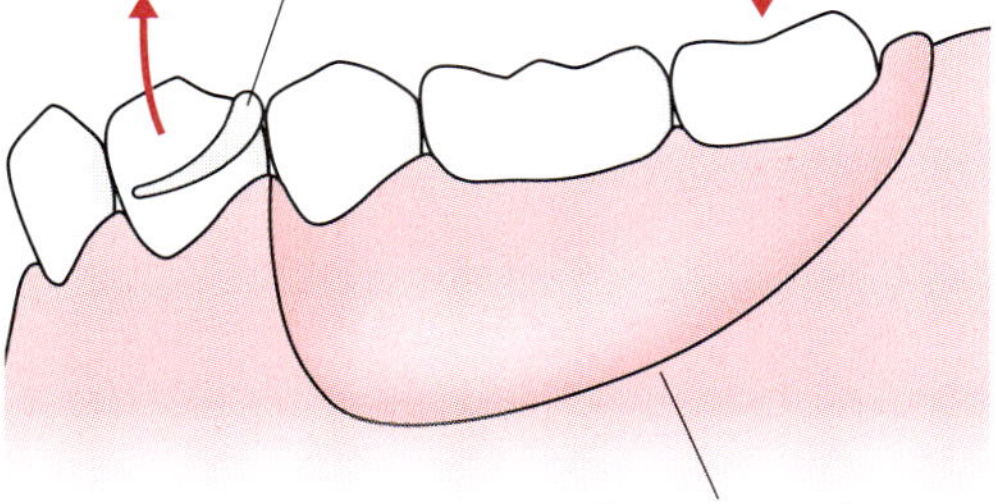
③クラスプが釘抜きの役割をはたして、歯を抜く力がかかる
②かむたびに義歯がぐらつく
①圧力で粘膜がやせて隙間が生じる

義歯が歯をだめにしていく構図

ます。当然、残った歯にかかる負荷はさらに高まることになります。

義歯が大きくなると、義歯が載っている粘膜にも圧力がかかります。こうした状態が続くと、時間の経過とともに粘膜はやせていきます。そして、義歯と粘膜面に隙間がある状態で義歯を使用し続けると、かむたびにぐらつくようになります。こうなると、クラスプが釘抜きの役割をして、クラスプをかけた歯をだめにしてしまうのです。

歯と歯の間に人工の歯をかけるブリッジ（43ページコラム参照）の場合には、ダミー部にかかる力で、ブリッジにたわみが起きることがあります。食事のたびにこのたわみが起きていると、そのうちにブリッジの片方の接着が外れてきます。両方の接着が外れてくれればよいのですが、片方だけ外れることが一般的です。片方だけ外れているのは発見しに

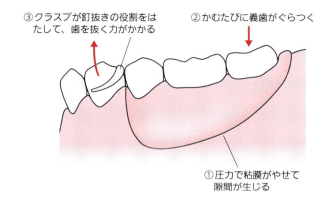

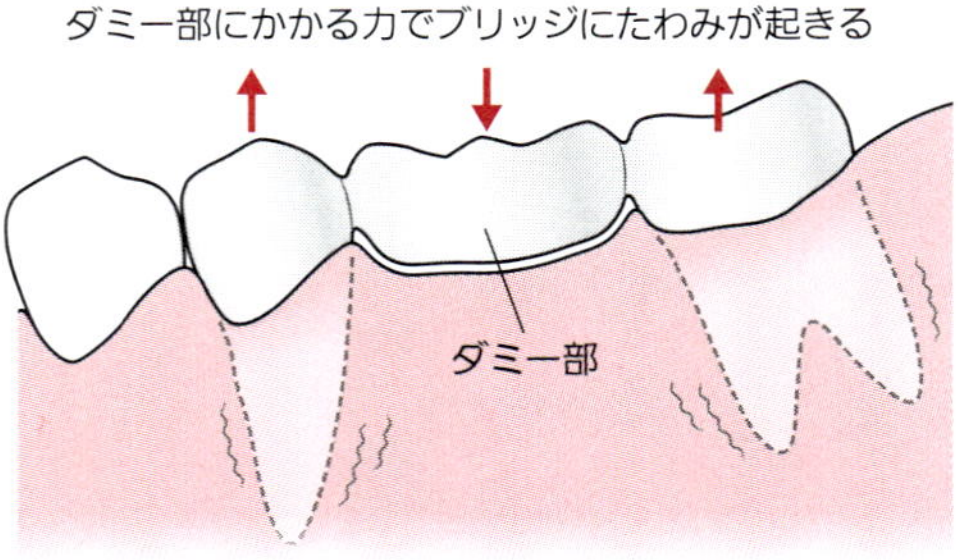
ダミー部にかかる力でブリッジにたわみが起きる
ダミー部

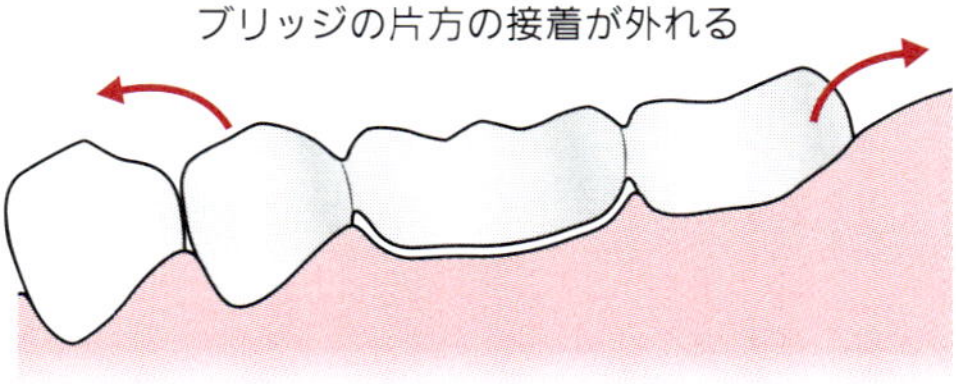
ブリッジの片方の接着が外れる

ブリッジが歯をだめにしていく構図

くく、発見した時には、たいていは外れたほうの歯の中が虫歯で溶けてしまっています。こうなると、ブリッジの支台となる歯を抜いて、さらに大きなブリッジをかけることになります。当然のことながら、支台となる歯がなくなるとブリッジ治療はできないため、義歯かインプラントになります。延長ブリッジという方法もありますが、延長した部分に力がかかると、ブリッジをかけた歯に無理な力がかかるために長持ちしない可能性があります。

　ブリッジ治療のもうひとつの問題点は、支台を作るために健康な歯を削らなければならない点です。これは本当

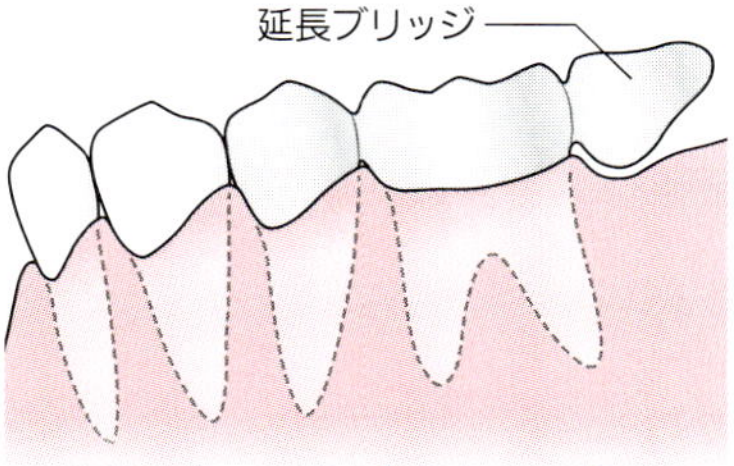

延長ブリッジは支台となる歯に
無理な力がかかる

にもったいないことです。歯を削ると、虫歯になるリスクは格段に高まります。またブリッジをかけた歯の下には食べかすがたまりやすくなり、これが歯周病の原因になります。

このように考えると、歯を失い始めるきっかけを作るのが歯科医の抜歯であることがよくわかるでしょう。最初の1本が抜かれなければ、次々に歯を失う可能性は非常に低くなったはずです。

これを避けるには、残せる歯はできるだけ長く持たせて、負のドミノ連鎖がスタートするのを食い止める、あるいは、負の連鎖の始まるスタート地点を先に延ばすしかありません。いずれ抜かなければならない歯であっても、できるだけ長く持たせたいと私が考えるのは、以上のような弊害を知っているからなのです。

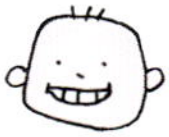

シナリオ②　歯周病が進行して、多くの歯が一気に台無しになる

シナリオ①は虫歯が原因でしたが、シナリオ②は歯周病が原因です。歯周病は、初期の段階では痛みがなく自覚症状がないので、サイレント・ディジーズ（静かに進行する病気）といわ

れています。歯周病が進行するにつれて、口臭、歯肉の腫れや歯肉から出血したりする頻度が高くなり、次第に歯が揺れるようになります。そして歯周病末期には、歯が抜けてしまいます。この病気で怖いのは、患者さんが歯周病に気がついた時には、1本のみならず、多くの歯が取り返しのつかない状態まで進行していることです。

歯周病は歯肉の病気だと思い込んでいる人が多いようですが、大きな勘違いです。患者さんに「硬いものをしっかりとかめるのは、何が歯を支えているからですか」と質問すると、多くの場合「歯肉が歯を支えている」という答えが返ってきます。歯を支えているのは歯肉ではありません。歯肉は、生きている骨をカバーしている粘膜で、数㎜の厚さしかありません。このような薄い軟組織では歯にかかる数十kgの力に耐えられません。歯根を支えているのは歯肉の内部にあってあごの骨につながっている歯槽骨です。

歯周病は、歯肉の病気というよりは、歯肉の炎症によって活発化した破骨《はこつ》細胞が、歯肉に面する歯槽骨を食べて減らしてゆき、次第に歯を支えることができなくなっていく病気です。歯肉が単に炎症を起こしているだけならば、炎症を抑えることで健康な状態に回復しますが、歯槽骨が減ると、歯肉の炎症が治まっても元の状態には戻りません。歯周病は、風邪や胃腸炎のように回復可能な病気ではなく、症状がひたすら悪化する一方通行の病気です。歯周病は、自覚症状もないままゆっくりと進行していく病気なので、つい油断しがちですが、ある程度、症状が進行してしまうと、名医でも難しい治療になります。

歯周病が原因で、歯槽骨がなくなってゆく過程を簡単に説明してみましょう。歯と歯肉の境目に、ポケットと呼ばれるくぼみがあり、ここにプラーク（歯垢）がたまります。プラーク中のバイ菌が歯肉に炎症を起こす原因物質を作り、歯肉を腫らし出血しやすくします。歯肉が腫れると、ポケットの溝はより深くなり、プラークはさらに深い部分に入り込み、取りにくくなります。そして、深部に入り込んだプラークは、歯と歯肉の付け根の部分、すなわち、ポケット底を破壊してしまいます。さらにポケットが深くなると、歯肉で守られていた歯槽骨が露出

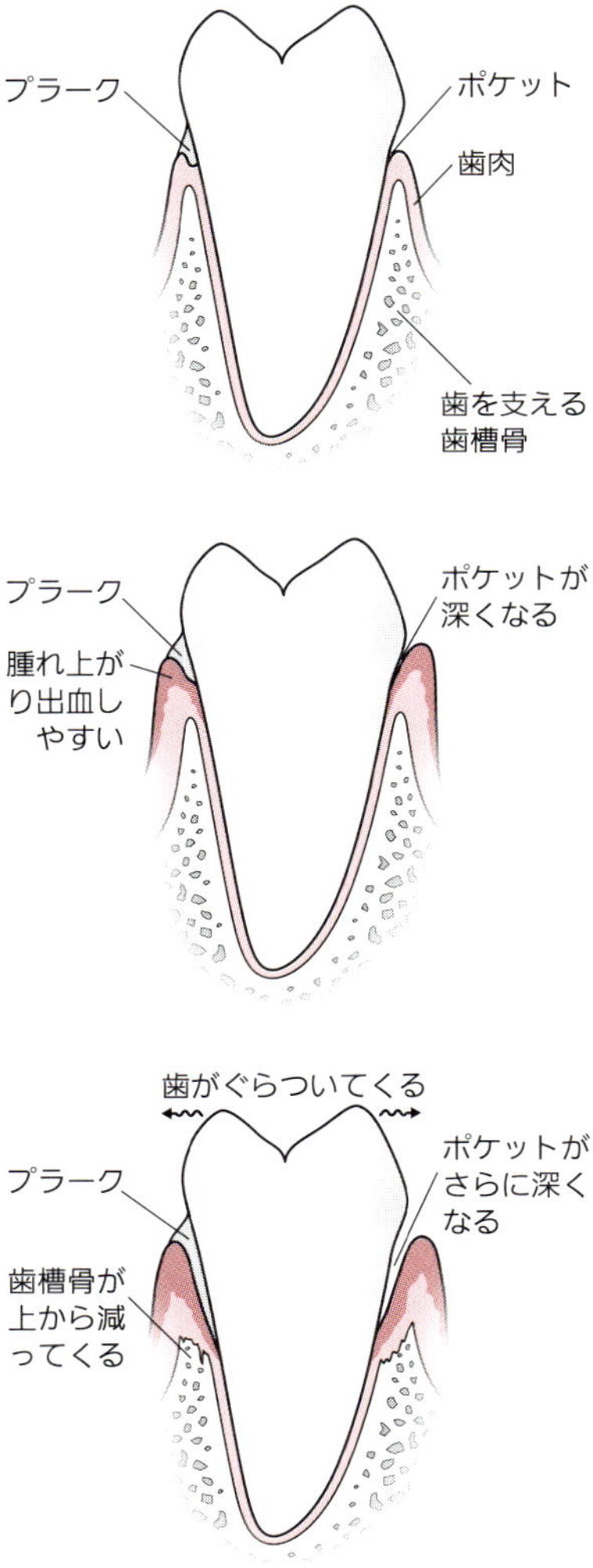

歯周病が進行していくプロセス

することになりますが、実際には歯槽骨が露出しないようにするため、破骨細胞が出現して歯槽骨を食べてゆきます。

結果として、ポケットが深くなるにつれて、歯を支える歯槽骨がどんどんなくなってゆき、最後には支えを失って、歯が抜けてしまうことになります。

まとめると、歯周病とは、歯と歯肉の境目にたまったプラークの中にあるバイ菌が歯肉に炎症を起こすことでポケットを深くし、歯を支えている歯槽骨を次第に溶かしてゆく病気です。この事実を把握できれば、歯周病予防には、どこに歯ブラシをあてればよいか理解できるはずです。

シナリオ②を防ぐ方法は、早期発見・早期治療に尽きます。初期の段階であれば、歯周病は恐るるに足らぬ病気です。信頼できる歯科医による定期的な口腔ケアを受ければ、それ以上の進行を食い止めることができます。

自分でも管理できると思われるかもしれませんが、自分では口腔内を直視することはできません。また歯周病の自覚症状が現れるのは末期なので、歯周病の知識がない素人が歯周病を早期発見するのはほとんど不可能です。自己流の偏った管理はたいへん危険です。

また、歯周病予防には、プラークがたまらないようにする正しい歯みがきが必要です（第5章で詳しく説明します）。歯周病が進行している方の多くは、歯みがきの方法に問題があります。我流のブラッシングのどこに問題があるのかを指摘できるのは、熟練した歯科衛生士や歯科医だけです。

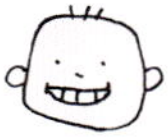

見逃されていた重大な危険因子

歯を失う要因の約7割が虫歯と歯周病なのですから、虫歯と歯周病さえキチンと予防していれば、歯を失うリスクは大幅に減少します。しかし私の42年にわたる臨床経験では、どんなにていねいにブラッシングし、歯科医による定期的な口腔ケアを受けていても、歯が次々にだめになっていく患者さんがいらっしゃいました。

確かに、強度の歯ぎしりや食いしばり、硬いものばかりを食べる習慣や歯を乱暴に扱う生活習慣で歯は壊れてしまいます。こうした歯の使用法に関する生活習慣の改善が絶対に必要となりますが、適切なコントロール法を見つけることは至難の業です。

この問題は、私にとって積年の懸案事項でしたが、私の友人である東京医科歯科大学の木野孔司元准教授が発見したＴＣＨという「無意識のうちに上下の歯をつけている癖」に解決の糸口を見つけることができました。第2章では、このＴＣＨについて詳しく解説していきます。

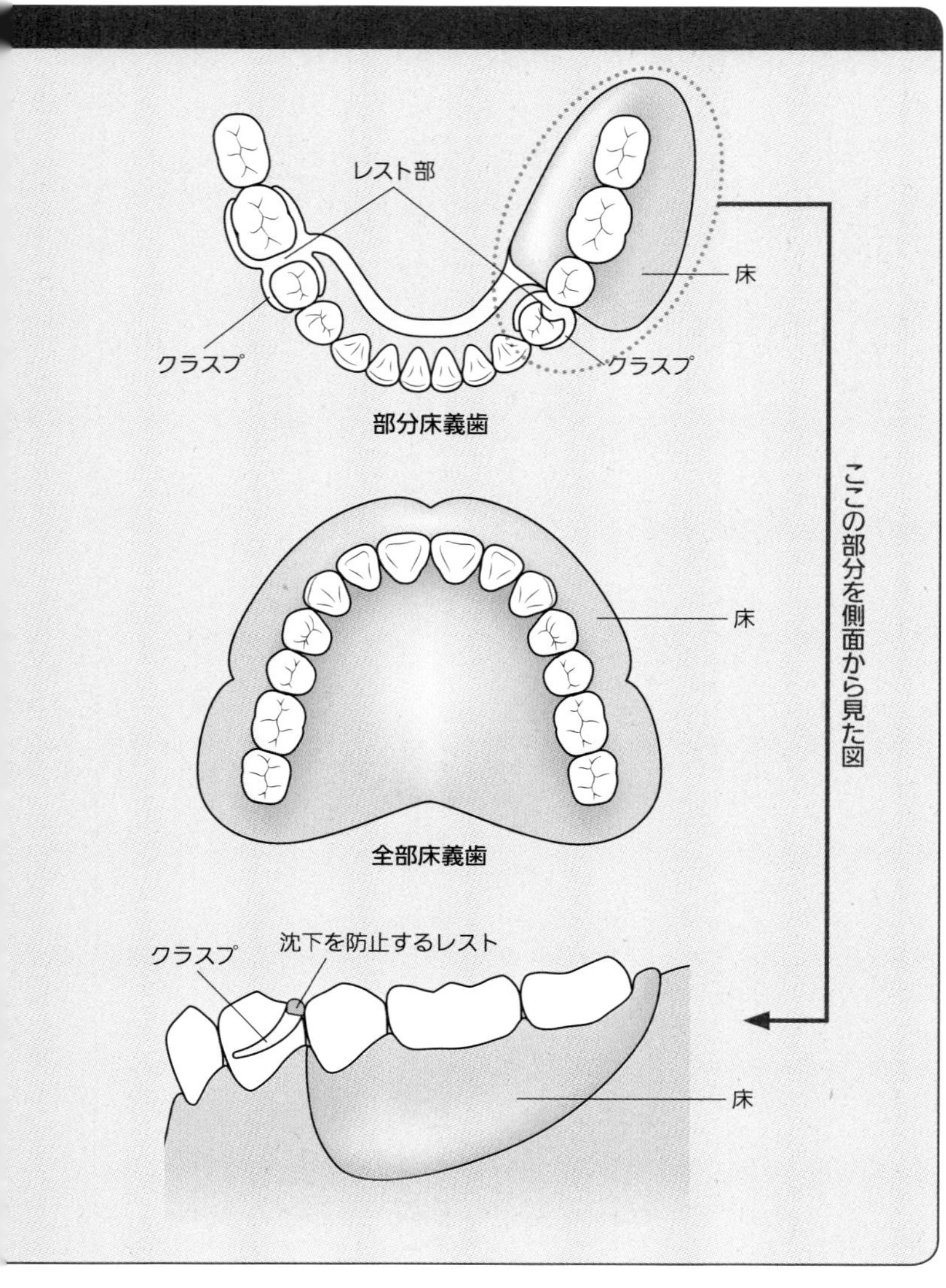
レスト部
床
クラスプ
クラスプ
部分床義歯
床
全部床義歯
ここの部分を側面から見た図
クラスプ
沈下を防止するレスト
床

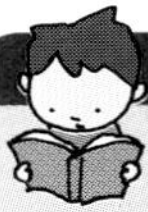

これだけは知っておこう

義歯（入れ歯）

「義歯」は失った歯を代替する、取り外しできる補綴物《ほてつぶつ》です。俗にいう「入れ歯」です。自分の歯が残っている場合に入れる義歯を、部分床《しょう》義歯（部分入れ歯）と呼び、残っていない場合を全部床義歯（総入れ歯）と呼びます。

部分床義歯は、歯のない部分の粘膜にのる床《しょう》（ピンク色の樹脂〈レジン〉でできている）と義歯を動かなくする維持装置、床をつなぐ連結子で構成されています。維持装置は、残っている歯をしっかりつかむクラスプが一般的です。クラスプには、さまざまなデザインのものがありますが、レスト付き２腕鉤《わんこう》というクラスプがよく使われます。維持装置にはクラスプのほかに、歯根と義歯を磁石で留めたり、審美的にクラスプを見えなくするために、支台となる歯を二重にかぶせる方法などがあります。義歯本体は、金属床義歯とレジン床義歯があります。最近では、やわらかいレジンを使用し、クラスプを使用しない、審美性の優れたノンクラスプ・デンチャーが流行しているようです。

多種多様な義歯がありますが、なによりも重要なのは、力がかかった時に、たわんだりしない剛性を持つことです。私の歯科医院では、治療途中は、レジン床の仮義歯にしていますが、治療が終了する時には、たわまない金属床にします。また、クラスプをかける歯については、大きなレスト座を設ける処置を行います。

ビクともしない義歯であれば、適切なメンテナンスが行われている限りにおいて、自分の歯のようにかめ、クラスプをかけている歯がだめになることもありません。金属アレルギーの心配のない患者さんには、金属床がお薦めです。適合性のよい金属床であれば、何でも食べられて、あえてインプラントにする必要はありません。

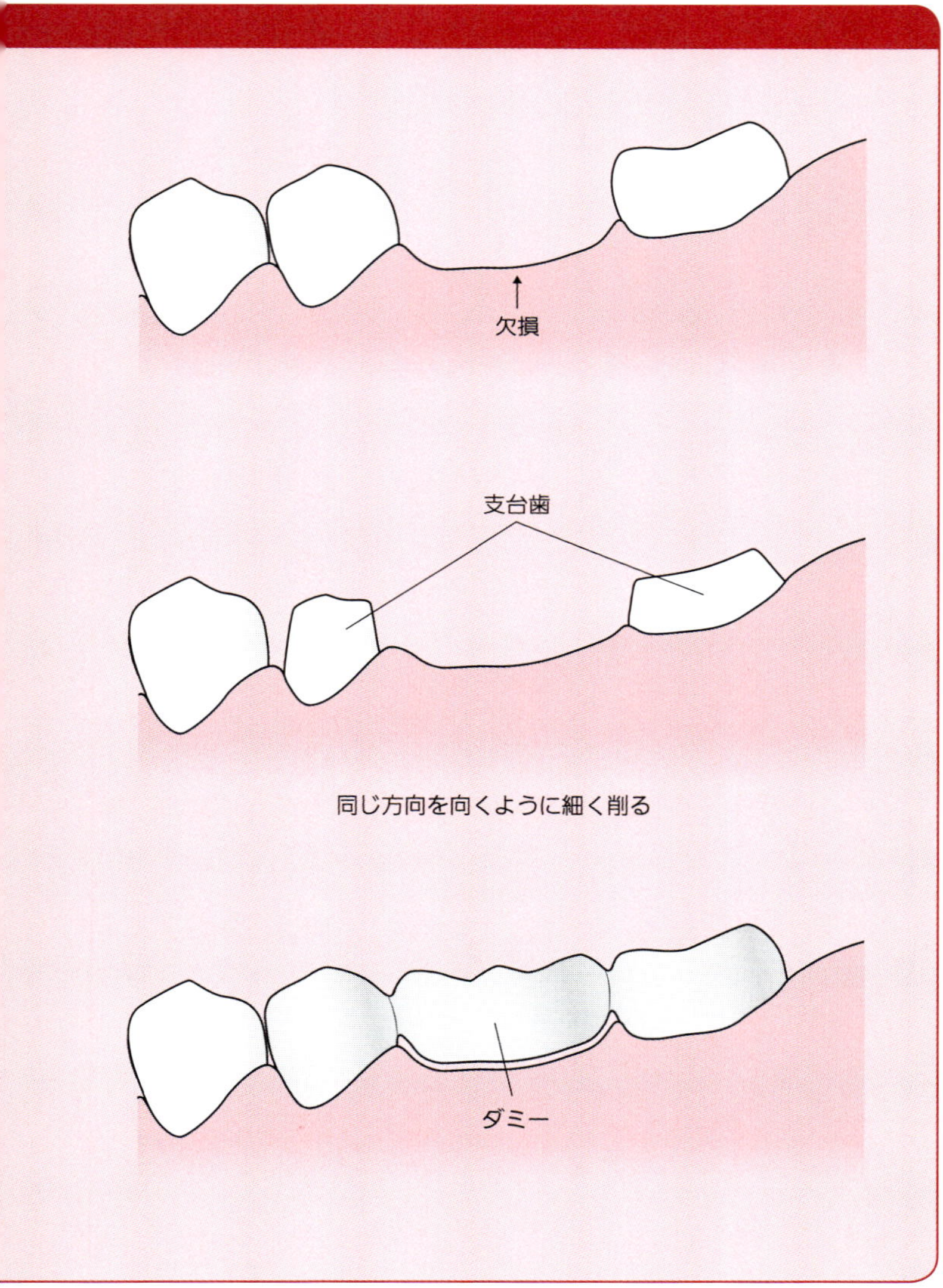
欠損
支台歯
同じ方向を向くように細く削る
ダミー

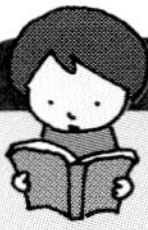

これだけは知っておこう

ブリッジ

ブリッジは、失った歯の両側にまだ歯がある場合に適応され、取り外しできないように接着する補綴物です。

虫歯がなくても、左右の歯を細く削って支台にし、歯の欠損部分に連結補綴物を装着します。失われた歯の代わりになる部分をダミーと呼びます。

歯が数本続けてなかったり、飛び飛びになかったりする場合には、より大きなブリッジになります。また、支台とする歯は、ブリッジが壊れないように力関係を考慮して選ばれ、場合によっては数本の歯を支えにします。

ブリッジは、義歯に比較して、取り外ししなくてよいということ、形態が歯を失う前に近く、しかもかみ合わせの感覚が大きく変わらないので異物感が少ないという利点があります。

ブリッジを製作する場合、支台となる歯がすべて同じ方向を向くように削る必要があります。そうしないと一塊になったブリッジを装着できません。どうしても歯を同じ方向を向くように削れない場合には、取り外し可能な可撤ブリッジを装着しますが、強度が弱くなります。矯正して、歯の方向を同じにしてからブリッジを作ることもあります。

現在ではインプラントの信頼性が非常に高くなっており、インプラントが適応症と考えられる患者さんでは、なんのトラブルもない歯を細く削ってしまうブリッジよりもインプラントのほうが第一選択肢になるかもしれません。ただし、インプラントは歯周病が進行していたり、「神経を取る」虫歯治療を多数行っている場合などには、失敗する危険も高いので、誰にでもお薦めできる治療法ではありません（詳しくは第８章で説明します）。

延長ブリッジについては34ページで説明しています。

第2章

無意識の生活習慣TCHが歯周病と虫歯を悪化させる

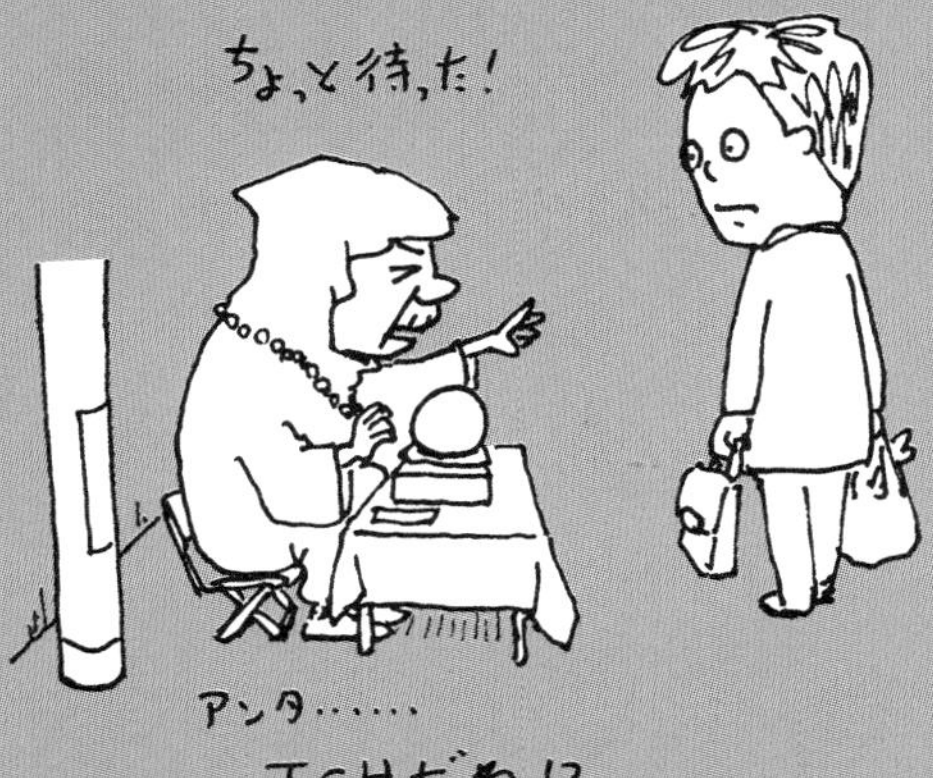

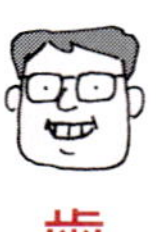

歯は消耗品、大切に使うには

乳歯から生え替わった永久歯は抜けても再生することはなく自己修復もしません。そして無理な力がかかると、壊れてしまいます。永久歯が生え替わらないことは小学生でも知っていますが、私たちは、長い人生を送るうちにこのごく当たり前の事実に無頓着になり、無理を重ねた挙げ句、大事な歯をつまらない理由で失うことがあります。

ビールの栓を前歯で開ける人がいますが、こんな無茶は決してしてはいけません。こんな極端な例でなくても歯の耐えられる限界を超えてしまうと、歯はぐらついたり、歯の根が折れたりしてしまいます。一見してなんの問題もないようにみえる行為でも、歯やそれを支える歯槽《しそう》骨《こつ》には目に見えないダメージが蓄積していきます。

したがって歯の健康を考えれば、極端に硬いものは食べないほうがよいでしょう。歯に力を入れないと割れないような硬い煎餅などは控えたほうがよいのは当然です。どんな原因であれ、耐えうる限界を超えれば、歯は無残に壊れてしまいます。

よく「歯を食いしばれ」と言いますが、これも推奨できません。あごを動かす開口筋や閉口筋をはじめとして、骨を動かす骨格筋はとても強力です。そのため、私たちは自らの身を守るため、筋肉の力を抑制するロック機構を無意識のうちに働かせています。しかし、歯を食いしばると、このロック機構が外れて、普段では考えられない馬鹿力を発揮します。この馬鹿力が歯に対して働くと簡単に歯が折れてしまいます。

こうした日常生活での歯の使い方が歯の寿命を大きく左右していることは間違いないのですが、どのようにコントロールしたら防げるかについては答えが見つかっていませんでした。

しかし、防止できる可能性を秘めた糸口が見つかりました。

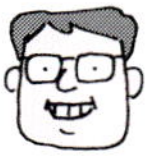

東京医科歯科大学顎関節治療部見学がすべての始まり

２００３年8月から２００５年8月にかけて、私は大学の同級生である木野孔司先生率いる東京医科歯科大学歯学部附属病院顎関節《がくかんせつ》治療部を50回にわたり見学する機会がありました。当時、顎関節治療部には、1年間に顎関節に関連するトラブル（おもに顎関節症）で悩む約２７００人の患者さんが全国から来院されていました。

顎関節症とは、長い人生の間に、日本人2人のうち1人は経験する病気と言われています。症状としては、口を大きく開けられない、口を開けようとするとあごの関節やあごを動かす筋肉が痛む、口の開け閉めで「カクカク」音がするといったあごの関節の調子が悪くなる病気です。咬合違和感《こうごう》を伴う病状では、全身症状まで現れ、寝たきりになることもあります。

多くの歯科医は、保険診療で認められたマウスピースを入れて顎関節にかかる力を和らげる治療法を行っていました。また、顎関節症専門医の多くは、マウスピース治療に加えて、かみ合わせの悪さが原因と考え、かみ合わせをよくするための矯正・咬合調整や多数歯を補綴物《ほてつぶつ》にかえて咬合を再構成する治療を行っていました。

マウスピース治療を受けることで、症状は軽くなっても本来の顎関節症は改善していないという「隠れ顎関節症」になったり、かみ合わせを大きく変えられた患者さんの中には、咬合違和感を発症し、今まで以上に苦しむ結果となった方が少なからずおられました。そうした患者さんは、名医を頼って転々とする「顎関節症難民」となり、東京医科歯科大学顎関節治療部にも多数来院されていました。

全国から来院する重症となった患者さんを、木野先生は詳しい診察後、かみ合わせ調整をせず、マウスピースも使うことなくＴＣＨコントロール（後述）と呼ばれる簡単な訓練だけで、日常生活に困らない状態に改善していました。しかも、１～２回の指導で効果は表れていたのです。

顎関節症の専門医でないと手がつけられない難治扱いの顎関節症を、指導だけで治してしまう現実を目の当たりにした時、私はマジックを見ているかのような衝撃を受けました。

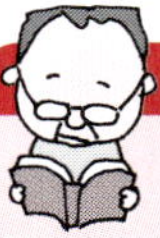

これだけは知っておこう

ＴＣＨが原因で起きるさまざまなトラブル❶

１日の日常生活で、咀《そ》嚼《しゃく》などで上下の歯が触れる時間は合計20分以内だといわれています。しかし、たとえ20分以内といえども、数十年にわたり毎日繰り返されるのですから、その影響は無視できません。とりわけ、１日に数時間も上下の歯が触れるような、重度のＴＣＨがあると、そのダメージは深刻です。歯が接触している間、咬筋《こうきん》や側頭筋《そくとうきん》・内《ない》側翼突筋《そくよくとつきん》はずっと収縮し続けて、歯に過大な力をかけます。その結果、歯が折れたり、義歯やインプラントが壊れるなどのトラブルが頻発します。ここで、ＴＣＨがあることで症状が悪化した事例を写真で紹介します。

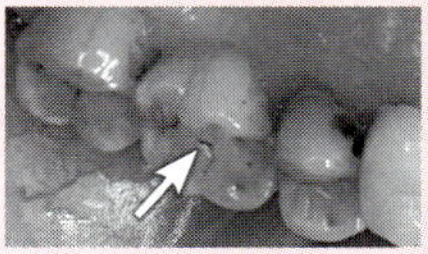

写真１　臼歯《きゅうし》の咬耗《こうもう》（すり減ること）

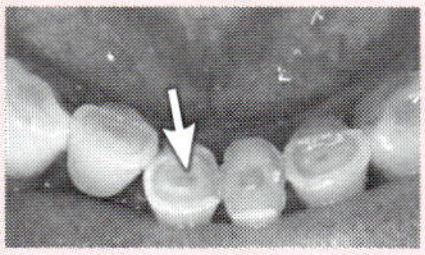

写真２　前歯の咬耗

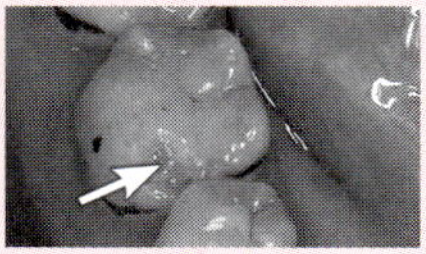

写真３　歯冠《しかん》の一部の破折《はせつ》（割れること）

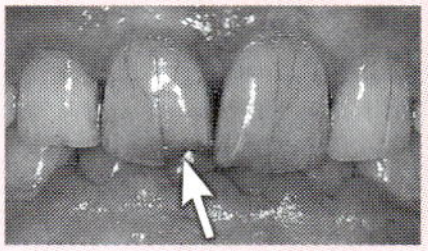

写真４　歯冠のヒビ

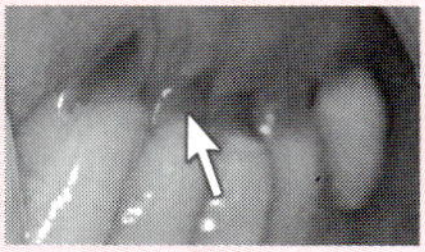

写真５　楔状欠損《くさびじょうけっそん》（歯と歯肉の境目が楔状に減る）

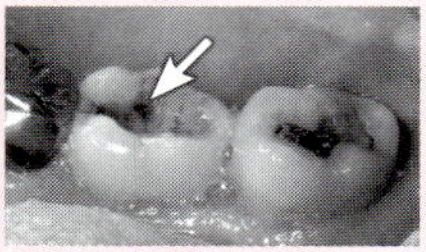

写真６　充填物《じゅうてんぶつ》がとれる

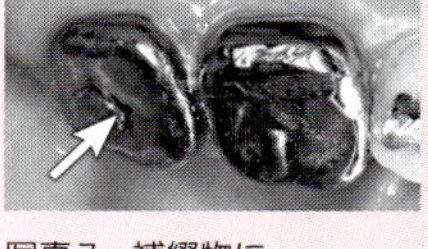

写真７　補綴物に穴があく

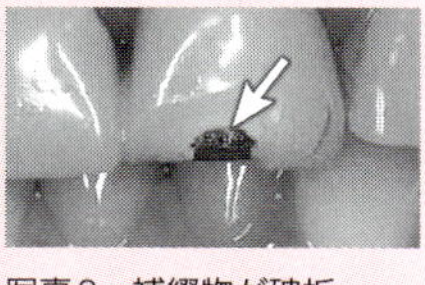

写真８　補綴物が破折

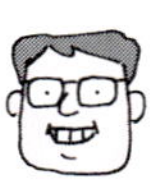

顎関節症の権威による意外な発見

ここで、ＴＣＨとは何かを発見者である木野先生に説明していただきます。

顎関節症の原因として、従来は「かみ合わせの悪さ」といわれてきましたが、現在「多因子病因説」という考え方が主流となっています。顎関節症の多因子病因説とは、顎関節やあごを動かす筋肉に負担をかける要因には複数あり、それらが重なり合って発症するという考え方です。たとえば、震えるような寒さや細かい作業に集中するためのかみしめ、精神的緊張等といった、ひとつひとつを取り上げると大きな因子とはいえないもの（寄与因子）が、いくつも積み重なり、因子の積み重ねがその人の持つ耐久力を超えると顎関節症の症状が出てきます。

東京医科歯科大学歯学部附属病院顎関節治療部では、顎関節症を引き起こす主たる寄与因子を見つけようと、いろいろな試みを重ねてきました。試行錯誤の末、２０００年に顎関節症の患者さんを対象とした調査でようやくその手がかりを得ました。調査した患者さんの約半数に共通する寄与因子が見つかったのです。これほど多くの患者さんにみられる寄与因子は他にありません。

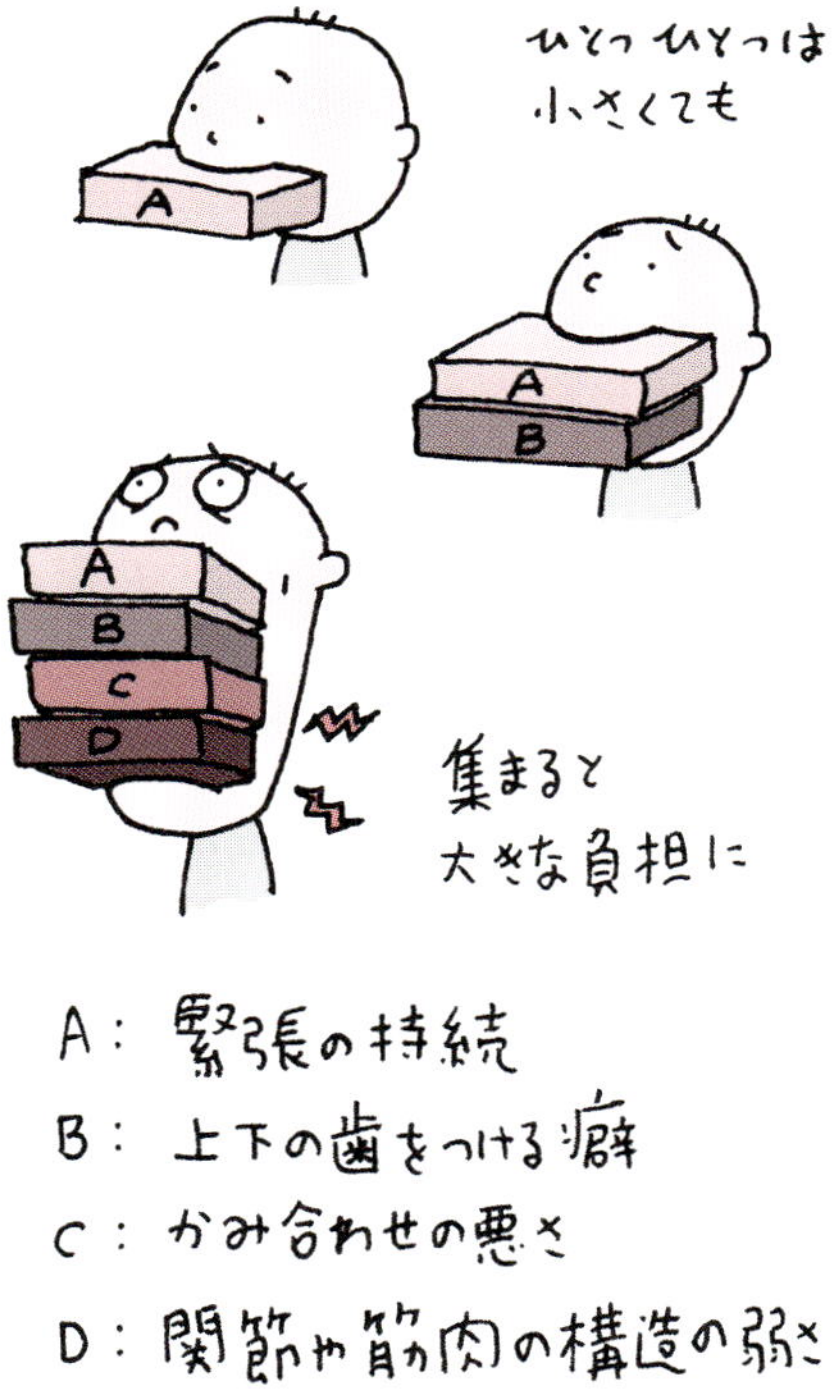

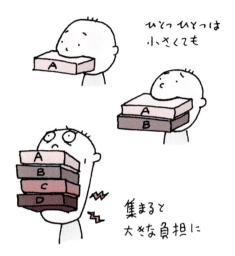

さまざまな要因が重なって顎関節症が発症する

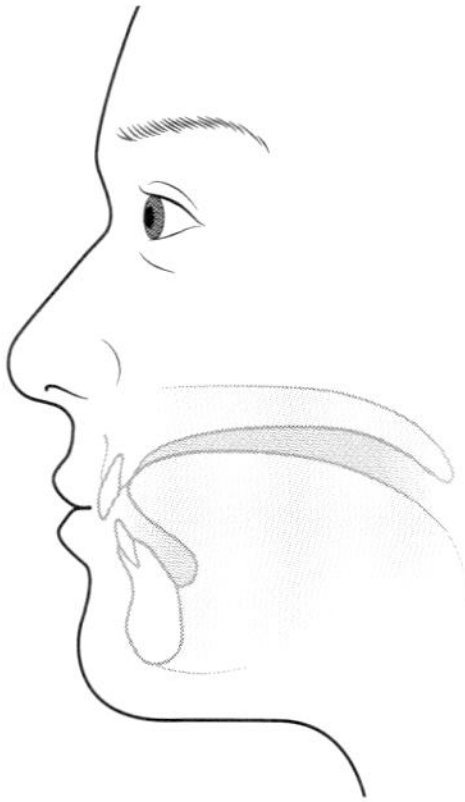

普段は口を閉じていても、上の歯と下の歯は接触していない

この寄与因子は、無意識のうちに上下の歯をつける癖だったのです。この癖のことを上下歯列接触癖（ＴＣＨ）と名付けました。

上の歯と下の歯は常時接触していると誤解している人が多いようですが、人は通常、口を閉じていても上下の歯はどこも接触していません。歯が触れるのは会話、咀嚼、嚥下《えんげ》をする時ですが、その接触は瞬間的ですので、接触時間を集計しても1日当たり20分以内とされています。ところが会話や食事をしている時間以外でも、上下の歯がずっと接触している人がいます。自分でやってみるとわかりますが、歯が触れただけで口を閉じる筋肉は活動し始めます。この状態が長く続くと、筋肉は疲労し、顎関節も押さえつけられるために顎関節症を引き起こしやすくなります。

これは従来の歯科医学の「常識」を覆す発見で

した。顎関節症の原因は、１９３０年代からもっぱら「かみ合わせの悪さ」と考えられてきました。現在でも多くの人が「かみ合わせの悪さ」が顎関節症の原因であると考えています。実際、歯科医の中でもこの説を今でも信じている人が少なくありません。

かみ合わせの悪さが顎関節症を引き起こすという説は、もっともらしく思えますが、冷静に考えてみると辻褄《つじつま》の合わないことがたくさんあります。歯科治療などほとんどなかった江戸時代、いやそんなにさかのぼらなくても、歯科治療に国民皆保険が導入された昭和30年代以前を考えてみてください。当時は、かみ合わせ治療どころか、抜歯をしてもそのままという人が多数いたので、当然のことながら、かみ合わせが悪い人は今よりもたくさんいました。「かみ合わせ原因説」に立てば、当時の日本には、顎関節症患者が社会にあふれていたはずです。

私（木野）は１９７６年に東京医科歯科大学を卒業してから35年以上、顎関節症に関わる診療や研究、歴史的調査などを行ってきましたが、現在に比べると、顎関節症の患者は圧倒的に少なかったことがわかっています。現在のことに限ったとしても、歯科医がまだ多くはいない発展途上国では、顎関節症という病気の存在すら満足に知られていません。以上のことからしても、「かみ合わせ」が顎関節症の主たる原因と考えるのは、かなり無理があります。

私自身の診療経験に照らしても、かみ合わせの悪さを全く見つけられない顎関節症患者さんが多数いらっしゃいました。昔、私自身が「かみ合わせの悪さが原因だ」と信じていた頃、

「理想的できれいな歯列とかみ合わせを持っているのにどうして顎関節症になるんだろう」と不思議に思ったものです。こうした素朴な疑問を自問自答しているうちにひらめいたのが、「上下の歯をつける癖」ＴＣＨだったのです。

ＴＣＨがある患者さんにその癖を直すトレーニングを行ったところ、顎関節症ばかりでなく、かみ合わせの違和感や肩こり、頭痛まで改善がみられることが判明しました。

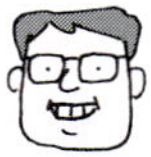

ＴＣＨ対策を日常診療に

ＴＣＨコントロールだけで顎関節症治療ができる事実に驚愕した私は、日常診療にＴＣＨコントロールを導入すれば、歯科医療に新しい展開が生まれると考え、木野先生の協力の下で治療方法を開発することにしました。

開発に当たって、どうしても上下の歯が触れないと生活に支障が出るのは、会話・嚥下・咀嚼の時だけで、これらの合計時間は多くても1日に20分以内といわれています。それ以外の時に、力の大小にかかわらず、無意識に上下の歯を当てている癖をすべてＴＣＨと考えました。

最初の導入事例は、すべての歯を失い、あごの骨も痩《や》せ衰えた総義歯の患者さんでした。痛くて義歯を入れられないという悩みでした。義歯を支える歯がなく、義歯を安定させるあごの骨も痩せているため、いつも上下の義歯をかみ合わせていないと義歯が動いてしまう状態でした。四六時中義歯を押さえているのですから、義歯を支える粘膜に絶えず力がかかり、痛くなるのは当然のことでした。

私が不安定さを最大限に排除した義歯を手作りし、木野先生がＴＣＨコントロール指導を担当したことで、上下の義歯をかみ合わせる癖が減ったため、義歯を支える粘膜の痛みがなくなり、常時義歯を入れられるようになりました。この事例から、治療が非常に難しいと考えられていた難症例義歯治療に、ＴＣＨコントロールが有効とわかりました。

その後、ＴＣＨがあり、ＴＣＨコントロールをすることで問題の症状が改善できると思われる症例には、次々と、ＴＣＨコントロールを導入してゆき、期待以上の結果を得ることができました。

これならば、ＴＣＨコントロールを徹底させることで、消耗品である歯を壊さずに使い続けることが可能となり、１００歳まで自分の歯を残す可能性も夢でなくなると確信するようになりました。

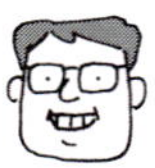

ＴＣＨリスクが高い患者さんには特別な歯科治療が必要

歯科医院で、１本の歯に詰め物をされた時に、詰め物の位置が高いと感じた経験があるかと思います。ＴＣＨリスクの低い患者さんの場合、適応できる範囲内のズレであれば、数日中に違和感は消失します。しかし、ＴＣＨリスクの高い患者さんでは、同様の状況で、よりＴＣＨの頻度が増え、咬合違和感を伴う顎関節症を発症させる可能性があります。

このような場合に、歯科治療を受ける前に、患者さんのＴＣＨリスクを診断して、ＴＣＨリスクに応じたＴＣＨコントロールをしておけば発症を未然に防げます。

ＴＣＨコントロールができると、治療の際、患者さんは無理なく口を大きく開け続けられるため、歯科治療も円滑に進められます。しかも、かみ合わせが安定しているため、かみ合う位置（顎位《がくい》）が一点に決まり、詰め物の高さを間違えるリスクが最少化します。

このように、歯科治療に先だって、患者さんのＴＣＨリスクを知ることはとても大切なことです。

TCHリスク1	TCHのほとんどない人です。TCHコントロールを受けてはいけません。TCHを意識させると、逆にTCHが現れてしまう可能性があります
TCHリスク2	多くの人が、この分類に入ります。普段はTCHがそれほどないのですが、TCHが増えるような環境や状況に置かれるとTCHが増えてしまうパターンです。本人はTCHの存在を自覚できていませんが、TCHの存在を認識して、TCHを是正できるようになると、将来的に口腔《こうくう》内のトラブルで悩むことのない人生を描ける可能性が非常に高まります
TCHリスク3a	無意識ですが、日常的にTCHを行っており、口腔内にTCHによるトラブル症状が現れている人です。歯のトラブルも頻発し、歯科治療を契機に咬合違和感を起こしやすい状況にあります。また、顎関節症や隠れ顎関節症になる可能性が非常に高まっています。TCH是正は必須です
TCHリスク3b	この段階でも、本人は自覚していない可能性が高いのですが、強度のTCHがあり、咬合違和感、隠れ顎関節症、顎関節症というような病的な症状が現れている状態です。放置できない状態です

ＴＣＨリスク分類

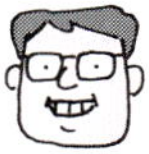

歯周病とＴＣＨ

ＴＣＨコントロールを導入したことで、今まで気付かなかったことが次々とわかってきました。まず、歯周病との密接な関係を説明してみましょう。

ＴＣＨがあると、上の歯と下の歯が常時接触するため、歯を横に揺らす力が絶えず加わります。

地面に打ち込んだ杭を抜く場面を想像してください。地中に深く埋め込まれた杭を抜こうとする場合には、まず杭を左右に揺すり、杭の周りを固めている土をやわらかくします。横に揺する力によって、杭を固定している土がやわらかくな

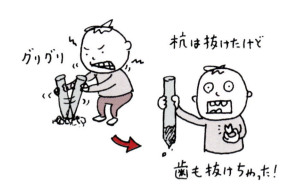

左右に揺する力を加えれば、歯はすぐにぐらつくようになる

れば、あとは杭を持ち上げるだけで、すっと抜けます。

2011年の東日本大震災では、震源地から遠い関東の軟弱地盤が液状化して建物が相次いで傾きましたが、TCHのある歯周病の患者さんの歯でも同じようなことが起きます。軟弱な地盤（歯肉《しにく》や歯槽骨のグリップ力が弱い状態）では、わずかな横揺れでも建物（歯）は揺らいでしまうのです。

歯周病は、歯と歯肉の境目が常時炎症を起こしている状態なので、歯肉は腫《は》れ、歯槽骨はやせ細っています。ここにTCHによる側方に揺する力が歯にかかると、それ以上支えられなくなり、歯はぐらつき始めます。

TCHコントロール導入で明確になったことは、もっとも荷重がかかるのは一番奥の歯（大《だい》

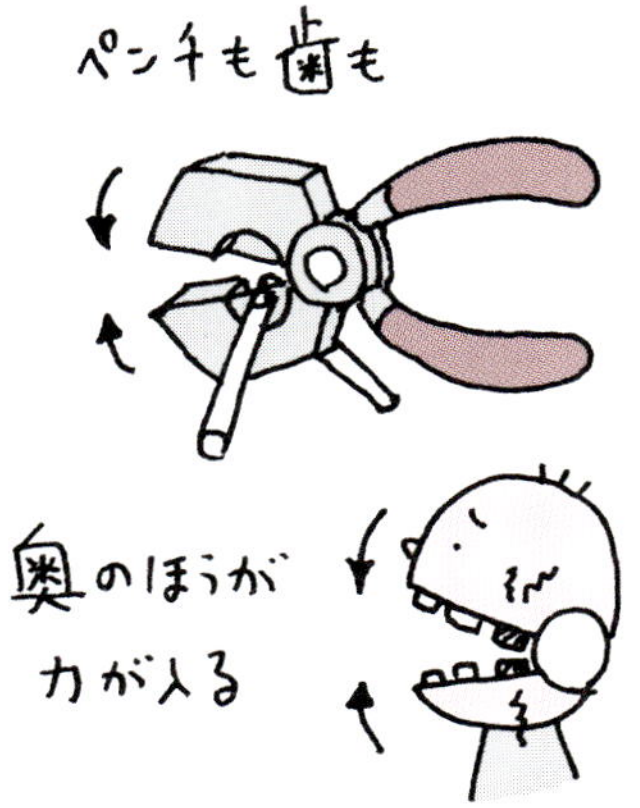

ペンチで針金を切るときは、ペンチの刃の付け根の部分を使う

臼歯《きゅうし》）だということです。ペンチで針金を切る時に、刃の先端ではなく、付け根の部分を使用して切りますが、これは、付け根の部分のほうが先端の部分で切るよりも大きな力がかけられるからです。奥歯にもっとも荷重がかかるのは、これと同じ理屈によります。そのためＴＣＨのある患者さんが歯周病になると、もっとも力のかかる一番奥の大臼歯から抜けていくのが一般的です。

私の歯科医院では、３ヵ月ごとに歯周病管理のための「ペリオ・クリーニング」（後述）を行っていますが、その際に、一番奥の大臼歯の動揺をチェックして、動揺があれば、「最近、ＴＣＨが増えていますよ」と注意喚起していきます。

ＴＣＨは日常生活のさまざまな出来事で無意

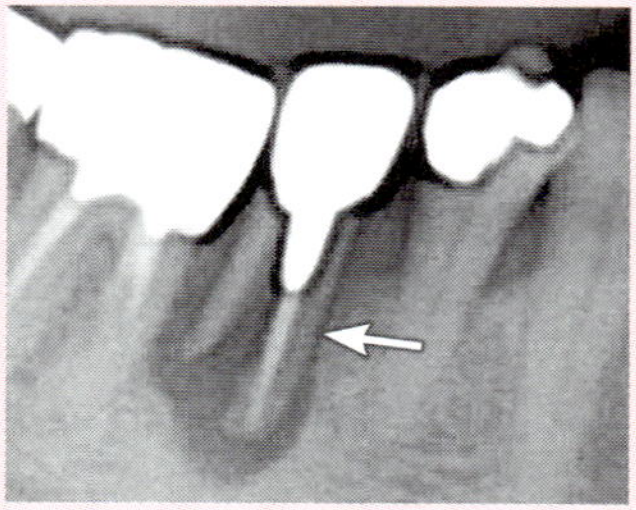

写真9　歯根《しこん》破折

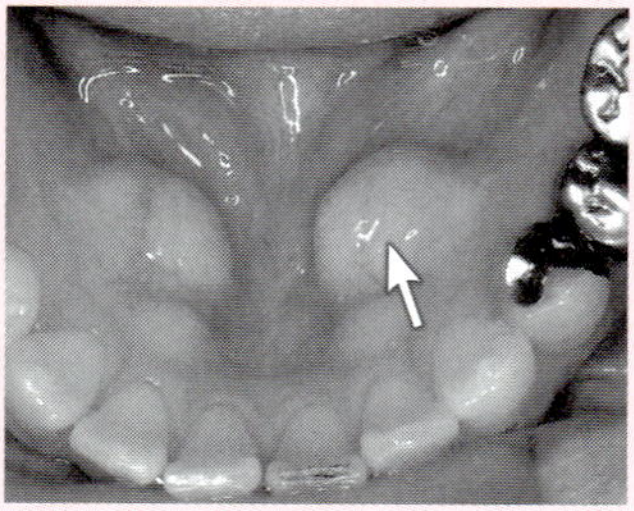

写真10　歯槽骨の肥大化

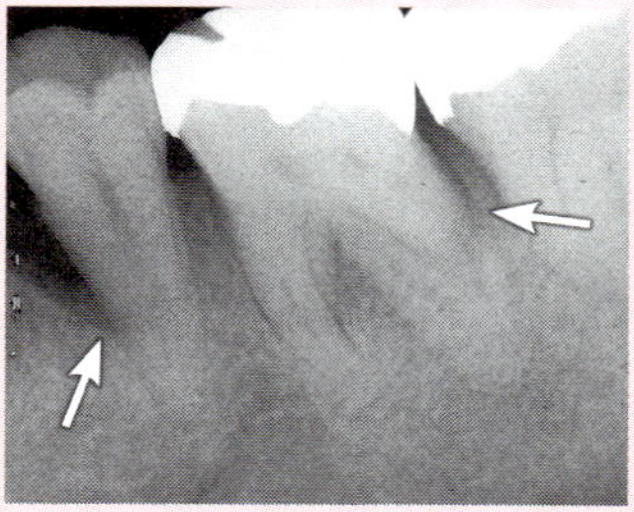

写真11　歯根膜腔の拡大による
歯の動揺

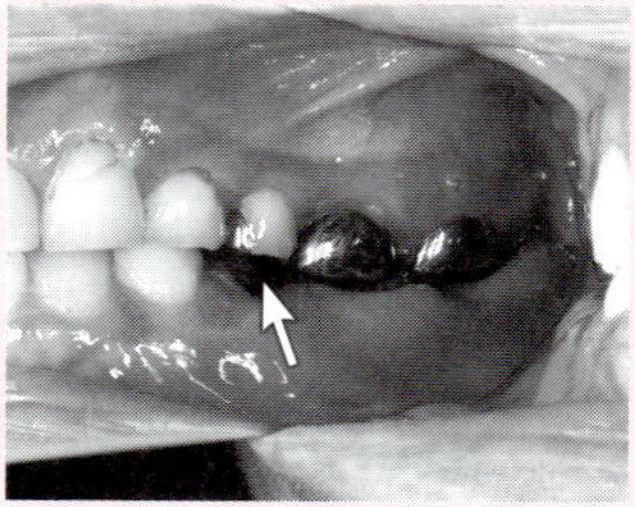

写真12　歯の歯槽骨への沈み込み

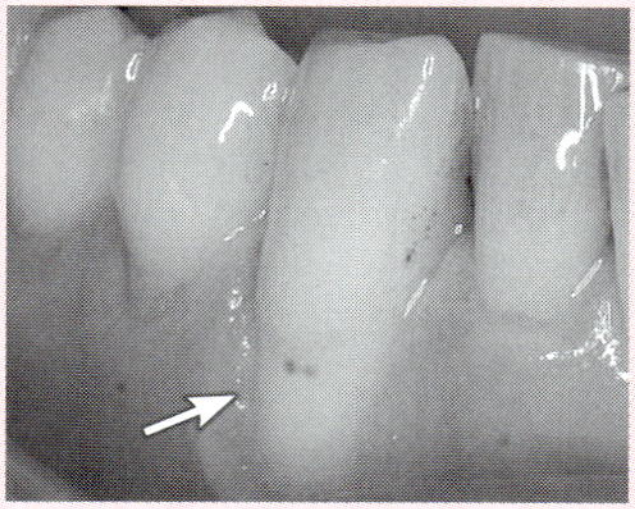

写真13　歯肉の退縮

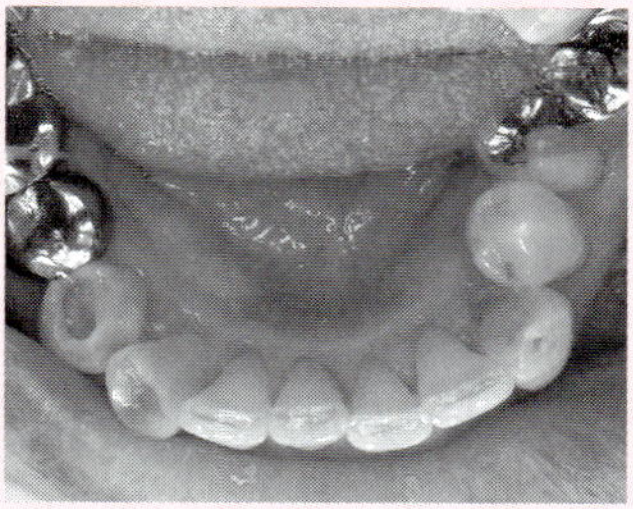

写真14　歯並びの乱れ

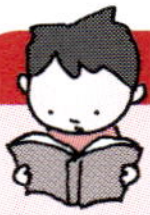

これだけは知っておこう

ＴＣＨが原因で起きるさまざまなトラブル❷

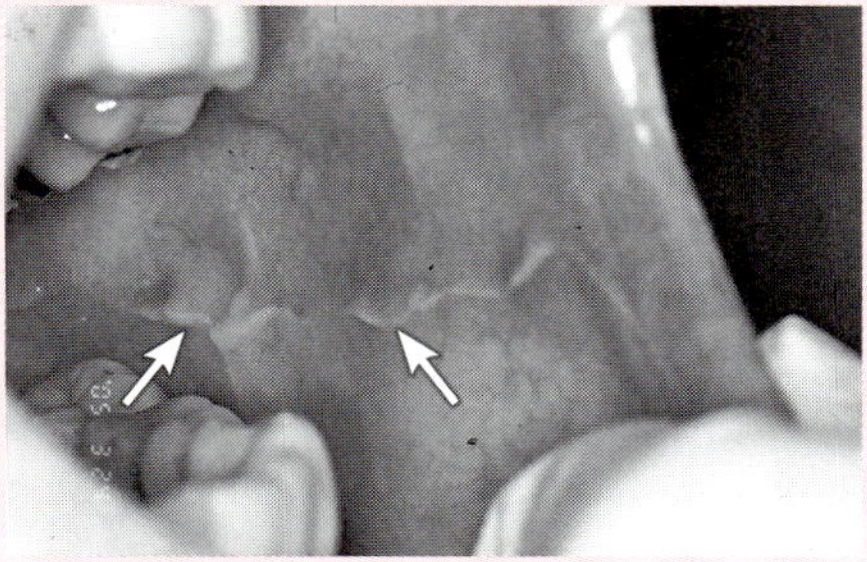

写真15
頬の内側に歯形がつき、かみやすくなる

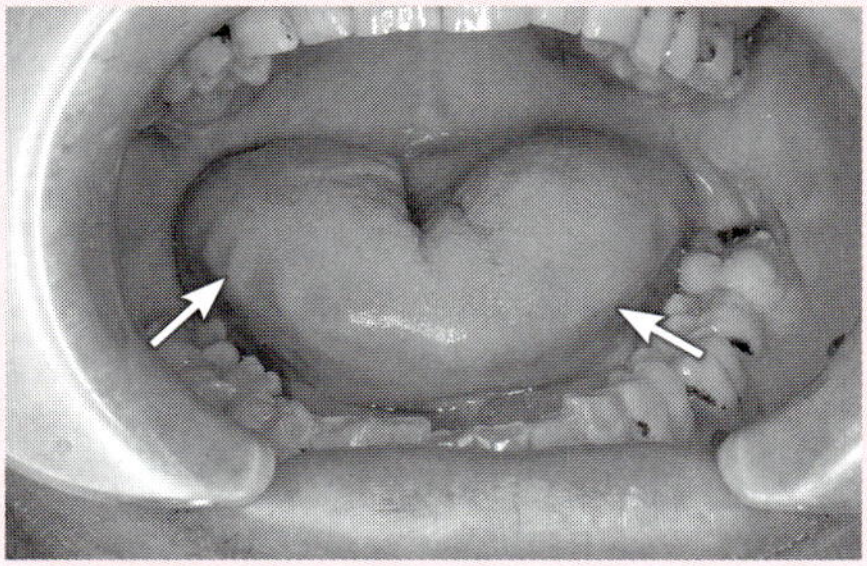

写真16
舌に歯形がつく

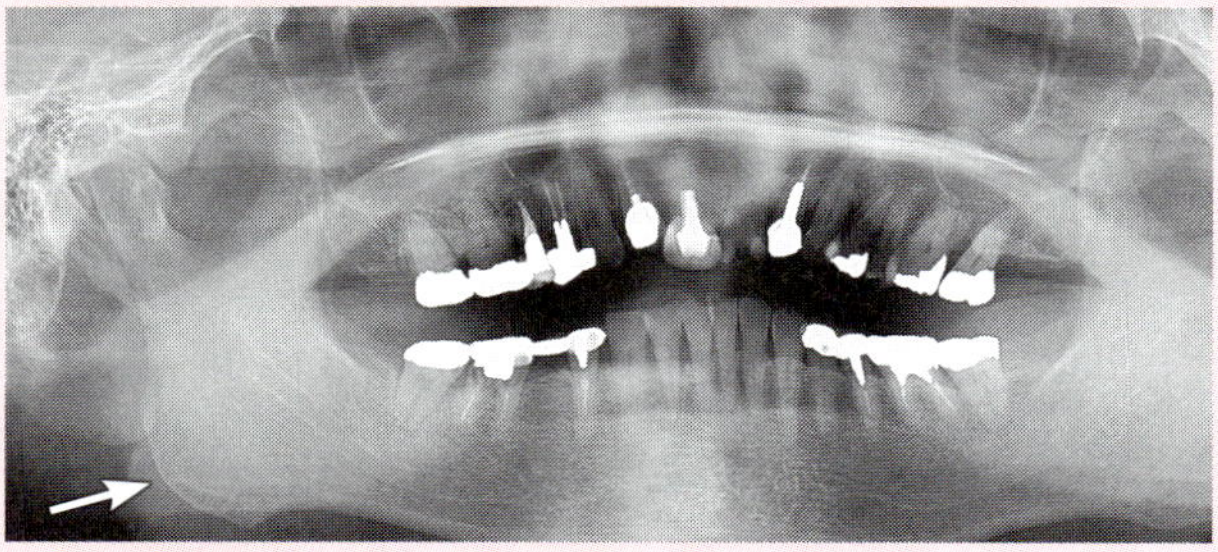

写真17　エラが張る

識に増減しています。たとえば、残業続きで、仕事が大変というような時には、たちまちＴＣＨリスクが高まります。そのような時に、このようなアドバイスをするだけで、次回３ヵ月後の来院時には動揺は減り、歯周病の進行を未然に防ぐことができています。

ＴＣＨリスクが高く、何時間も上下の歯が接触している患者さんが歯周病になった場合、名医であっても症状の悪化を食い止めることは困難です。なんとしても、ＴＣＨをなくさなければなりません。

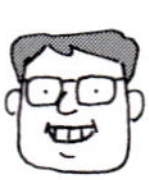

親知らずは抜かないほうがよい

臨床治療にＴＣＨコントロールを導入したことで、さらにかみ合わせに関与している親知らずは抜かないほうがよいことがわかってきました。

先ほどのペンチの話を繰り返しますが、奥歯が抜けてしまうと、次に、その手前にある「新しい奥歯」に荷重がかかるようになります。同じように、この「新しい奥歯」も耐久能力を超えると、ぐらぐらになり抜けてゆくことになります。このような悪循環の過程で、１本、そしてもう１本と次々に歯が抜け落ちていきます。

少しでもかみ合う部分のある親知らずであれば、かみ合う際にもっとも力のかかる歯になり

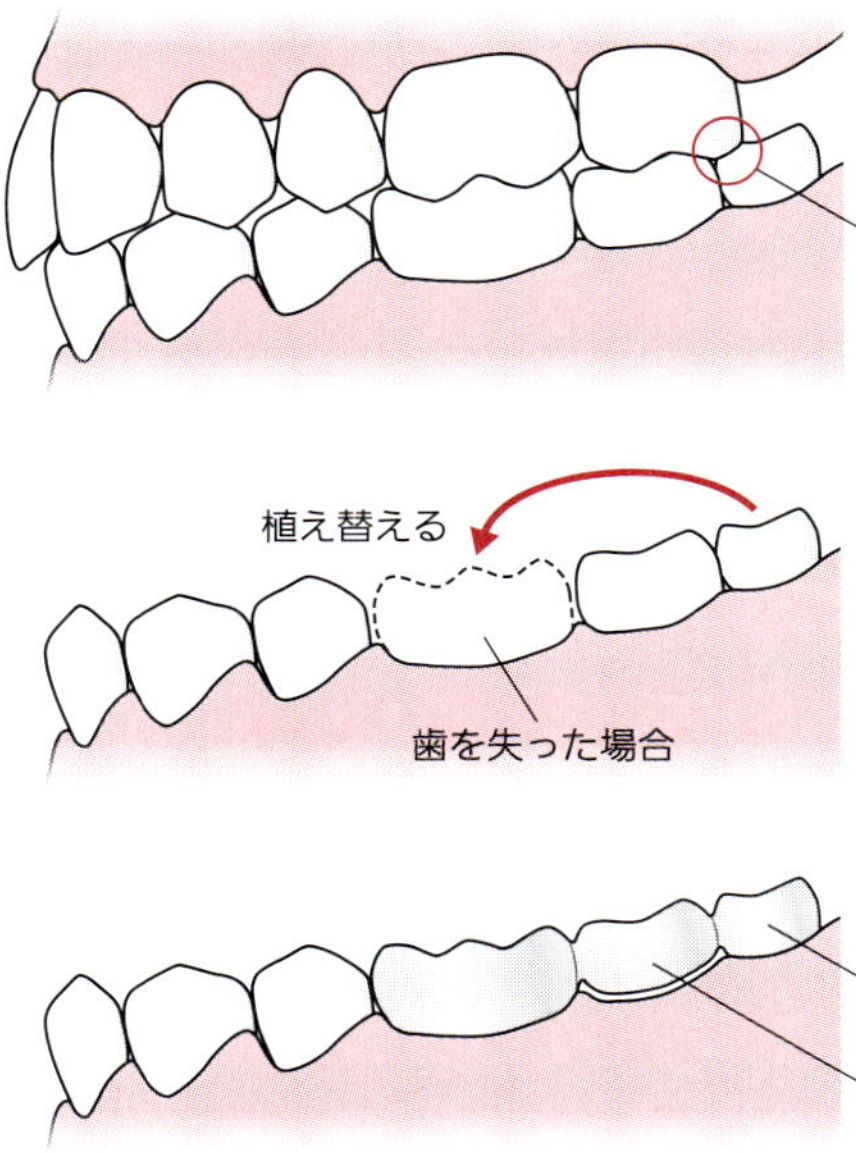

親知らずを残しておくといろいろとよいことがある

ます。もし親知らずを抜いてしまうと、一つ手前の第2大臼歯がもっとも力のかかる歯になってしまいます。つまり親知らずを残しておけば、第2大臼歯が傷むのを防止できるわけです。

また、親知らずを残しておくと、何らかの原因で他の大臼歯を失った場合には、失った歯の位置に、親知らずを抜いて植え替えるという再植治療の可能性や、ブリッジの支台に使える可能性があります。したがって、ワンパターンで「親知らずは抜くものだ」と考えるのは過去の話です。

これだけは知っておこう

親知らずと歯並び

親知らずが生えてくると、歯並びが悪くなる可能性はあります。しかし、親知らずによる歯並びの乱れが心配な場合には、歯ができあがる前の、まだ歯胚《しはい》という段階で、骨を削って抜歯する必要があります。理由は、身長が成人に達した人では、歯列の大きさはだいたい決まっており、そこに横幅のある親知らずが入り込むのですから、どうしても歯列の乱れが起きます。したがって、歯が成長する前の小さな段階で抜く必要があります。

またかみ合う相手のない親知らずは、かむ面を押さえる力が加わらないために、一般的に歯が飛び出してきます。このことを挺出《ていしゅつ》といいます。挺出してしまうと、あごを側方に動かす時の邪魔になることがあり、頭痛や肩こりなどといった不定愁訴の原因になることがあります。この場合は、抜歯せずに、飛び出したところを削る処置で様子をみることもできます。

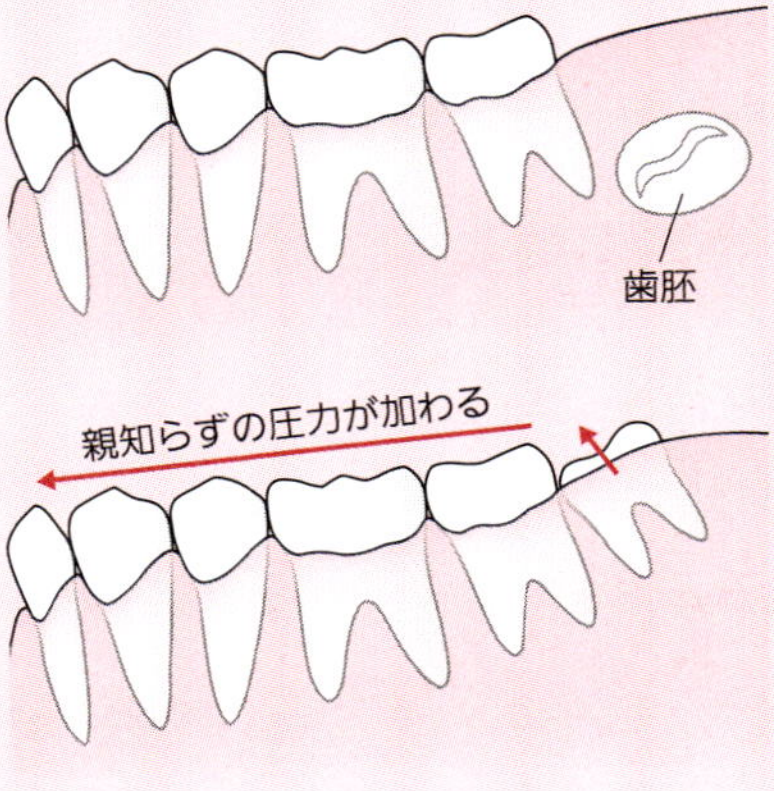

歯の生える空間はだいたい決まっており、そこに無理矢理親知らずが入り込むので、完全には歯が出てこなかったり、横向きに生えてきたりする。その結果、歯並びも悪くなる

ただし、親知らずは、ブラッシングが難しいため虫歯になりやすいといわれます。親知らずが虫歯になると、隣の歯が虫歯になるリスクが高まるため、積極的に抜歯を薦める歯科医が多いようです。しかし、3ヵ月に1回程度定期的に歯科医によるチェックを受ける環境にあれば、虫歯があっても早期処置が可能ですから、かみ合っている親知らずはぜひとも残しておきたいものです。

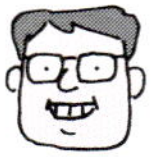

マウスピースを利用しない顎関節症治療

顎関節症で歯科医院に駆け込むと、多くの場合、マウスピースを装着されます。マウスピースを口に挟むことで、顎関節部分の負担を軽減して、症状を和らげます。しかし、マウスピースを装着すると、常にマウスピースを介して上下の歯を接触させていることになります。マウスピースを介して上下の歯が接触した瞬間に、咀嚼筋が収縮し、マウスピースを装着している間、ずっと弱い力で咀嚼筋が収縮し続けています。この状態は、TCHそのものです。

実は、マウスピースで顎関節症の症状が改善しても、多くの場合、患者さんは痛みの出ない範囲内の開口で日常を過ごしているだけで、顎関節症が治っているわけではありません。このような状態を「隠れ顎関節症」といいます。

顎関節症が治っているかどうかを判別する方法は簡単です。両手を使って無理に口を開けさせた時（歯を傷めない程度にしてください）に、顎関節に痛みが出るようならば治っていません。隠れ顎関節症になっていると、ＴＣＨが増える出来事が重なれば、また顎関節症が再発します。

ＴＣＨコントロールを日常診療に導入した私の歯科医院では、３ヵ月ごとに歯周病管理のために来院する患者さんに、ＴＣＨコントロールの重要性を認識してもらった後、メンテナンスごとに経過観察しています。その成果は目覚ましいものでした。ＴＣＨコントロール導入以前は、予防処置の途中、40分ほど開口しているだけで、開口が辛くなる、下顎《かがく》ががくがくと震える患者さんが少なくありませんでした。

しかし、ＴＣＨコントロール導入後には、辛いと訴える患者さんは格段に少なくなりました。開口する時に、カクカクとクリック音がして、スムーズに開けられなかった患者さんが、クリック音が減り、スムーズに開口できるようになりました。また、女性の最大開口は40㎜前後が一般的でしたが、50㎜以上となってきました。

歯科治療を契機に顎関節症を発症させる心配もなくなりました。ＴＣＨコントロールができるようになると、歯がしみるという訴えが減るという話が歯科医の間で話題になったことがあります。確かに、当院では「歯がしみる」と訴える患者さんはほとんどおりません。その他

これだけは知っておこう

抜歯した状態を放置すると……

第1章で説明しましたが、抜歯した後の処置としては、あいたスペースに義歯やブリッジ、インプラントなど人工物を入れるのが一般的です。抜いた状態を放置しておくと、さまざまなトラブルが起きます。下の歯を抜歯した場合、かみ合う歯を失った上の歯が下側に伸びる（挺出する）ことがあります。このような状態になると、後で義歯やブリッジを入れた場合にもかみ合わせが悪くなり、健康な歯を削らなければならなくなります。また抜歯した状態を放置しておくと、抜いた両隣の歯は徐々に横に傾いていくため、かみ合わせが悪くなります。また傾いた歯と歯肉の間にプラークがたまりやすくなるため、歯周病の原因にもなります。

よくある例は、左下の第１大臼歯を抜いたまま放置するケースです。すると、左上の第１大臼歯が下がってきて、左下第２大臼歯が前に倒れてきます。左下第２大臼歯が前に移動しながら倒れて、第１大臼歯の生えていた空間がなくなることもあります。また、左下第２小臼歯が後ろに下がったり、後ろに倒れて、第１小臼歯との間に隙間ができることもあります。いずれにしても、抜歯したままで放置すると、かみ合わせに狂いが生じ、顔つきにまで変化が起きることがあります。

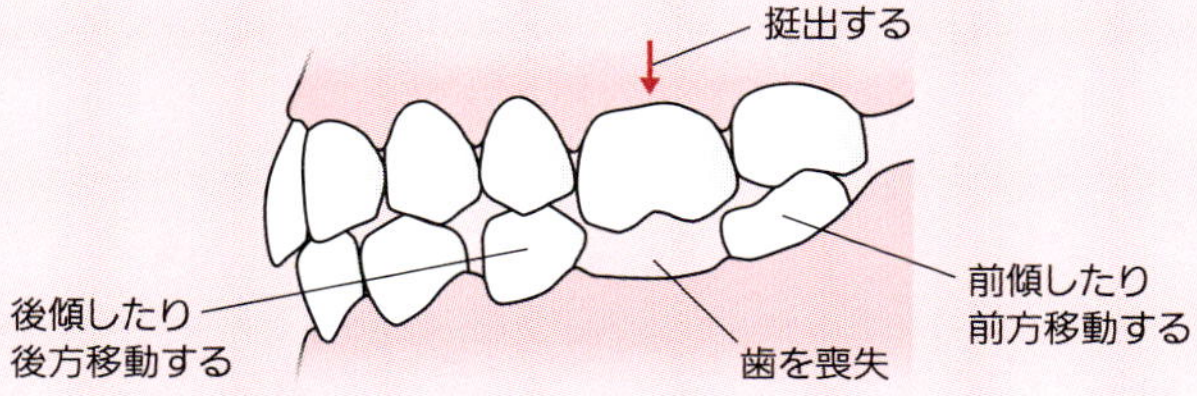

に、詰め物がよく取れる、かむと痛い歯がある、入れ歯が痛くて入れられない、口内炎ができやすい、あごの調子が悪いなどといった患者さんからの訴えが急激に減少しました。このような経過観察から、TCHの口腔内に与える影響は絶大です。

考えてみれば、TCHのない人では、会話、咀嚼、嚥下などを行う時に1日当たり約20分間歯を接触させるだけですが、TCHがある患者さんの中には1日4時間以上歯を接触させている方もいらっしゃいます。実に12倍の接触時間です。こんなに長い間歯をつけていれば、口腔内にさまざまなトラブルが起きても不思議はありません。

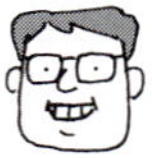

TCH是正咬合療法の誕生

60〜70歳まで歯を残す為には、なるべく削らない・抜かない治療で対応可能ですが、100歳まで自分の歯を残すとなると、さらに30年以上余分に歯を長持ちさせるのですから、それ以上の特別な歯科治療法が必要となるはずです。どうしても、歯を消耗させる大きな要因であるTCHをコントロールする歯科治療法が必要となります。

また、木野先生の顎関節治療部には、全国から咬合違和感で苦しむ顎関節症患者が大勢来院されていました。私も木野先生の依頼で、咬合違和感を有する患者さんの歯科治療を数多く担当しましたが、短期間で治せる治療法はなく、よくなる方向に向かっても、長い年月が必要となります。

したがって、咬合違和感を発症させない歯科治療法の開発が喫緊の課題でした。ここで、咬合違和感はどのようにして発症するか説明しましょう。

ＴＣＨリスクの高い患者さんが、歯科治療で、「詰め物が高い」という意識を感じてしまうと、気になる部位のＴＣＨが増える　↓　頻繁に上下の歯を当てることで歯を支えている歯根膜が炎症を起こし、歯が浮き上がり、さらに歯が高くなる　↓　知覚過敏症状が現れてくる　↓　気になる部位だけ歯を当てるので左右の咀嚼筋のバランスが崩れる　↓　バランスの崩れた咀嚼筋に下顎が引っ張られてかみ合わせ位置がズレ始め、咬合違和感を伴う顎関節症症状が現れる、といった悪循環に陥ります。これは特殊例ではなく、ＴＣＨリスクの高い人では誰でも起こりうることです。

大切なことなので、付け加えておきます。こうした症状で悩む患者さんが、この本を読んでいるようであれば、絶対に、最寄りの歯科医院でかみ合わせ調整といった元に戻せない治療を受けないでください。本来のかみ合わせではない位置でかみ合わせ調整を受けてしまうと、かみ合わせ位置が正しい位置に戻った時にかみ合わなくなり泥沼に嵌《は》まります。くれぐれも、顎関節症難民として何年も苦しむことにならないようにご注意ください。解決策の第一歩は、Ｔ

CHコントロールをできるようにすることです。

このような問題解決のために、木野先生と齋藤の共同研究から、新しい歯科治療法「TCH是正咬合療法」が生まれました。「TCH是正咬合療法」では、術前検査でTCHリスク診断をして、TCHリスクに応じたTCHコントロール指導を行います。

TCHコントロールができれば、歯科治療を契機に顎関節症を発症する可能性は非常に低くなります。それでも、歯を削ったり、義歯を入れるなどの治療を行えば、一時的にTCHが増えるリスクが増します。そこで私は、歯科治療後、治療椅子から降りた時に、椅子に座る前と口腔内の状態が変わったとできるだけ意識させない治療を目標としました。

これが可能であれば、TCHは増えないはずです。私たちの口腔内はとても敏感です。髪の毛をかんだだけでもかんだと認識できます。髪の毛の太さは100分の8㎜程度と言われています。このような細い髪の毛の厚さまで認識できる敏感な口腔内に、今までの状態と異なるものが入れば、当然のことながら異物感を感じます。

異物感を最小化する方法を追求した結果、違和感のない治療前の形態をコピーする方法が理に適うという結論に至り、違和感を引き起こさない精度のコピーが必要となりました。コピーに関わる人間が多くなれば精度が低くなることは自明の理ですから、仮歯作りから技工物の製作まで熟練した歯科医一人で行う方法が理想的です。そのためには、歯科医が歯科技工まで行

これだけは知っておこう

レントゲン写真で見た歯

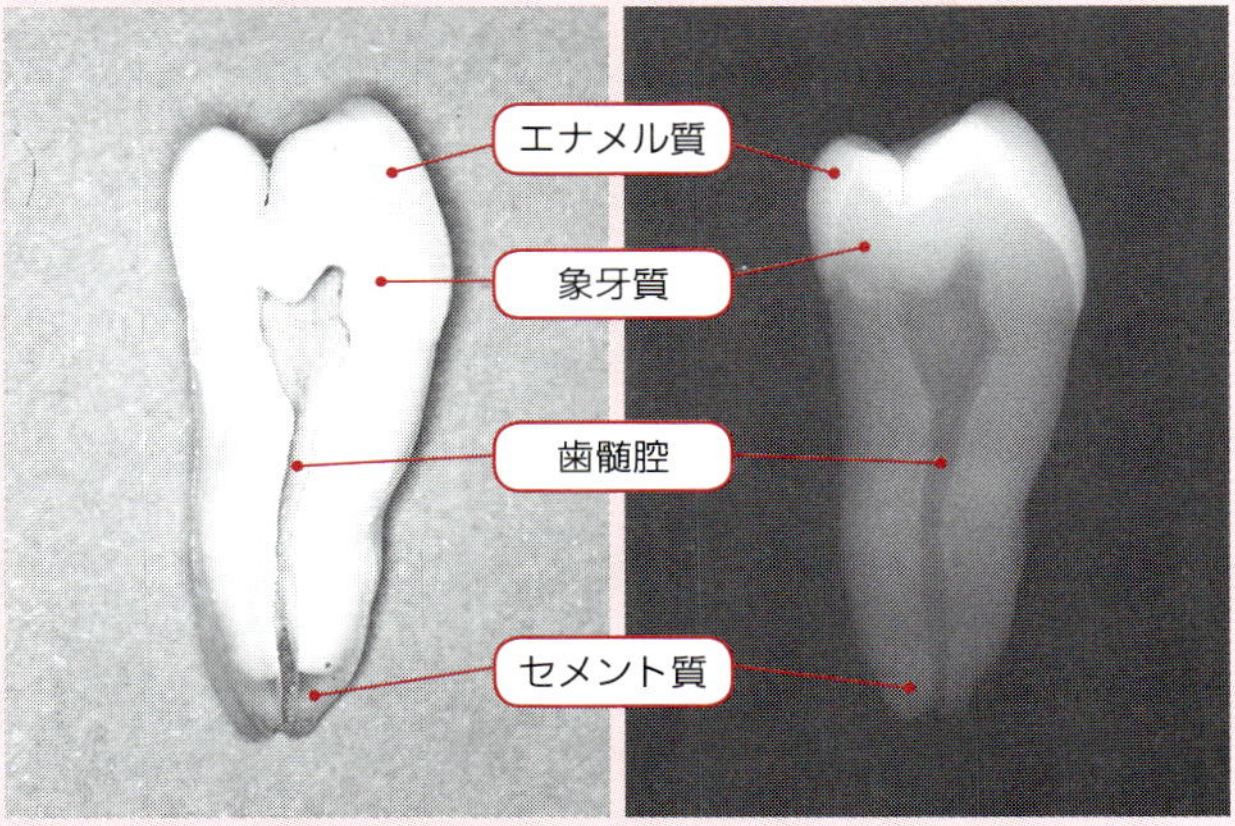

歯の断面とレントゲン写真

本物の歯を半分に切った写真（左）とレントゲン写真（右）です。レントゲン写真で、歯冠部の白く見える部分がエナメル質です。その中の灰色に見える部分が象牙質《ぞうげしつ》で、黄色味を帯びた白色です。この部分は、歯冠部から歯根部まで存在し、歯の主たる構成要素です。そして、真ん中の黒色の部分が、「神経」が入っていた歯髄腔《しずいくう》という穴です。この穴は、歯根の先で外に開いています。歯根部の象牙質の外側で、茶色味を帯びた透明部分がセメント質です。レントゲン写真では、セメント質と象牙質とは区別できません。

うのですが、歯科技工に多くの時間を割くようでは、本末転倒となってしまいます。そこで、技工作業を短時間で終えるシステムを開発しました。こうした研究で、歯の寿命を延ばし、顎関節症の発症を予防する歯科治療法、「ＴＣＨ是正咬合療法」が誕生しました。第３章では、ＴＣＨコントロール（歯の接触時間を減らす療法）導入の具体的方法を説明します。

第 3 章

自分の歯を残すための
4つの生活習慣 その1

歯の接触時間を減らす

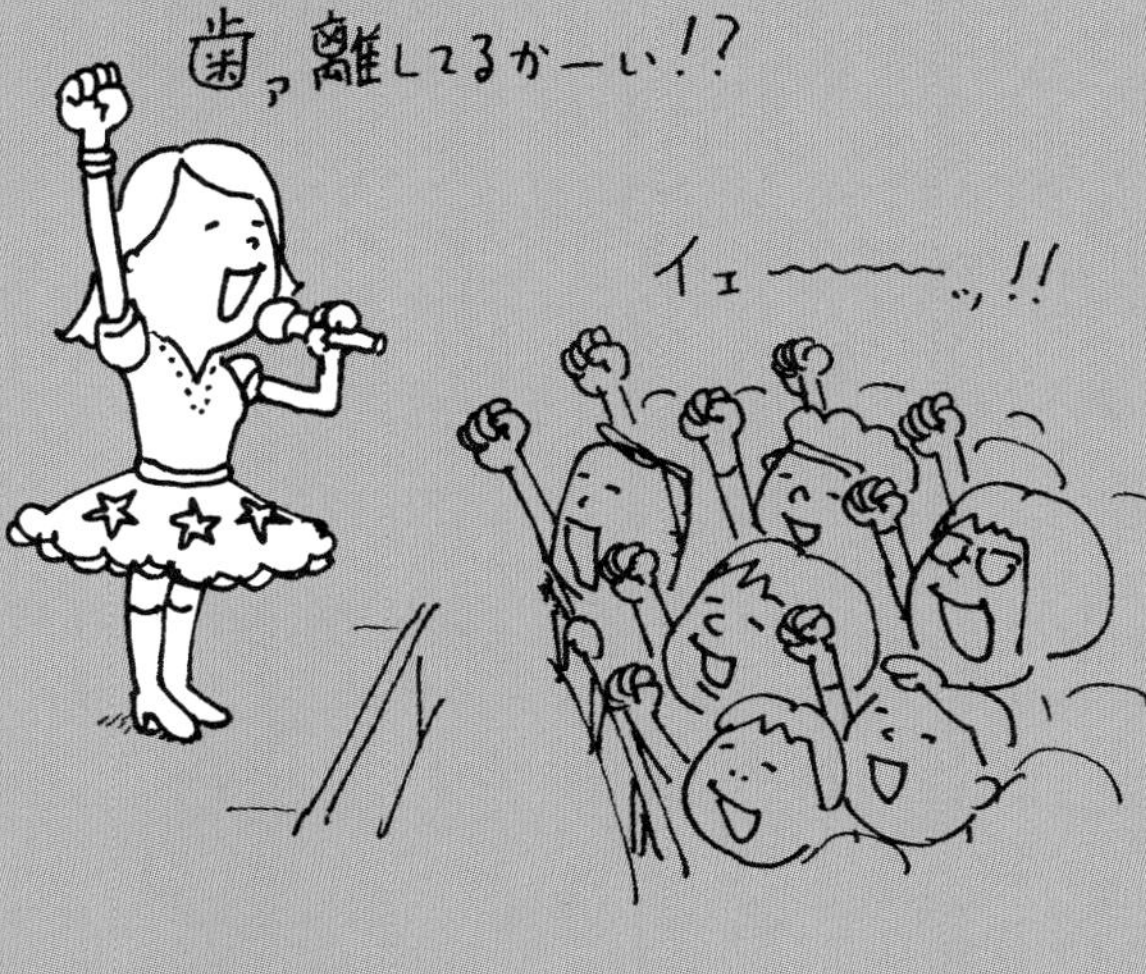

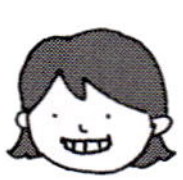

身につけてほしい4つの習慣

第1章では、大切な歯を失っていく典型的な2つのシナリオを紹介しました。第2章ではこの2つのシナリオの発生する確率を高め、歯を失っていくスピードを速める要因となる上下の歯をつける癖、TCHについて説明しました。

「100歳まで自分の歯を残す」という目標を達成するためには、歯科医と患者さんが協力して、虫歯・歯周病予防とTCHコントロールに努め、もし虫歯や歯周病になった場合には、TCHコントロールを導入した「TCH是正咬合《こうごう》療法」で対応するという考えです。

提唱する口腔《こうくう》ケアシステムの最大の特徴は、「生活習慣の改善を通じた予防」にあり、以下の4つの生活習慣を身につけることができれば、「死ぬまで自分の歯でおいしく食べる」という目標を無理なく実現できると考えています。

習慣① 歯の接触時間を極力減らす（第3章）
習慣② 砂糖をできるだけ控える食生活をする（第4章）
習慣③ 最低1日1回正しい歯みがきをする（第5章）

習慣④　３ヵ月に1回、歯周病管理のために歯科医院に通う（第6章）

「なんだこんな単純なことか」と拍子抜けした方もいらっしゃるかもしれません。そうなのです。こんな単純なことを実践するだけで、虫歯や歯周病とは無縁の生活を送ることができるのです。半信半疑に思われるかもしれませんが、特別な道具や薬剤も不要ですから、誰にでも無理なく実践できます。もしあなたが、20～30歳代で、虫歯がなく、歯周ポケットの深さが２㎜以内であれば、最初の３つの方法だけを守っていただければ大丈夫です。

第3章では、その４つの生活習慣のうちの1番目「歯の接触時間を極力減らす」から説明していきましょう。

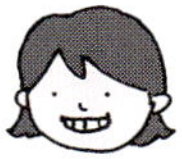

まずは、自分のＴＣＨリスクを知る

第1章の終わりでも説明したとおり、ていねいなブラッシングをして、定期的に歯周病管理をしているにもかかわらず、歯が次々にだめになってしまう人がいます。「一生自分の歯で生活していただきたい」をモットーに42年間臨床を続けてきた筆者の歯科医院にも、そうした患者さんがいらっしゃいました。いろいろと考えてみましたが、はっきりとした原因がわかりま

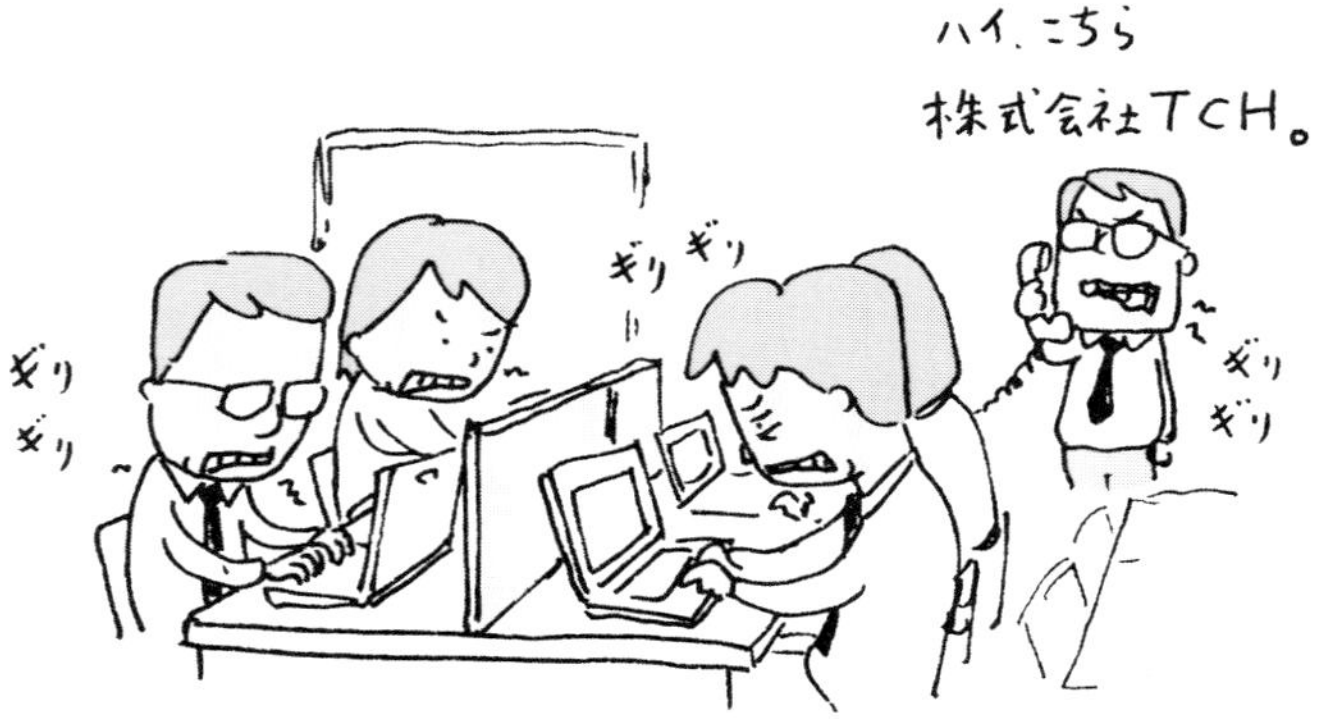
ハイ、こちら
株式会社TCH。
ギリ
ギリ
ギリ ギリ
ギリ
ギリ

TCHはコンピュータ作業をしているホワイトカラーに多い

せんでした。

原因は意外なものでした。こうした患者さんには、強いTCHがあったのです。TCHがあると、歯に小さなダメージが蓄積されていくので、異常な早さで歯周病が進行したり、詰め物をした歯、義歯、ブリッジを早期にだめにしたりしてしまいます。

TCHはコンピュータを使った作業をしているホワイトカラーに多いといわれており、その潜在層は相当な数に及ぶはずです。スマホ・携帯電話を含めれば、ほとんどの日本人が毎日何らかの情報端末を長時間操作しています。程度の差こそあれ、現代人には誰にでもTCHの疑いがあるとみるべきです。

1日20分程度の接触であれば、歯や歯を支えている歯槽骨《しそうこつ》、あるいは顎関節《がくかんせつ》やあごを動かす筋肉への負担は少なく、それが原因でトラブルが起きる可能性はほとんどありません。

問題は、１日何時間も上下の歯が触れているＴＣＨリスクの高い患者さんです。このような重度のＴＣＨがあると、顎関節症だけでなく、肩こり、腰痛、頭痛などの慢性痛があったりします。こうした自覚症状がない患者さんでも、歯には恒常的に負荷がかかっているので、ＴＣＨリスクの低い人にくらべて歯が弱く、次々に歯が失われていきます。

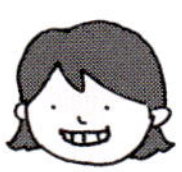

ＴＣＨ判定法

ＴＣＨは、日常生活に溶け込んだ無意識な癖ですから自覚できませんが、ここで、ＴＣＨを体験してみましょう。

姿勢を正しくして正面を向いてください。そして、軽く唾を呑んでみてください。呑み込む瞬間に、上下の歯が触れたのを実感できましたか。嚥下《えんげ》（唾を呑み込む）する時には、必ず唇を閉じ上下の歯を当て口腔内を陰圧にすることで、はじめてゴクンと呑み込めます。

上下の歯が触れた感覚がつかめるようになりましたら、次の検査を試してください。

唇を軽く接触させます。その状態で上下の歯が接触しないように、１～２㎜離してください。このような指示で、口のあたりに違和感を持つようでしたら、ＴＣＨがあります。はっきりした違和感がない場合は、歯をつけない状態を5分間維持できるかどうか想像してください（実際にやらないでください）。「できそうにない」と思うようでしたら、ＴＣＨがあります。

ＴＣＨリスクの低い人では、唇が閉じていても、上下の歯が離れています。これは人間にとって無意識な自然の状態ですから、意識的にそのような行動をとったとしてもさほど違和感はありません。やろうと思えば、５分でも10分でも続けられます。

ところがＴＣＨリスクの高い人は、唇を閉じると条件反射的に歯をつける癖が身についています。唇と歯を別々に動かそうとしても、慣れていないので強い違和感があります。それを無視して、歯を離した状態を維持しようとすると、普段使わない筋肉を使うために疲れてしまいます。この検査を無理に続けようとすると、あごを動かす筋肉の疲労が蓄積して、痛みを感じる人もいますから、この検査を長く続けてはいけません。

このほかに、ＴＣＨリスクの高い人では、口の周りの緊張を持続させていると、頬の内側や舌の周りに歯形ができます（80ページ写真）。

上下の歯を接触させ、あごを閉じる閉口筋《へいこうきん》を緊張させたままでいると、頬の内側を歯に押しつけたままになるために歯形がつきます。また、閉口筋が緊張している時には舌を動かす舌筋《ぜっきん》も緊張し、舌の周りの歯や口蓋《こうがい》に押しつけたままになるために、80ページの写真下のような歯形が舌につきます。

まず姿勢を正しくして正面を向いてください。唇は力を込めずに上下軽く接触させます。その状態で上下の歯が接触しないように軽く離してください

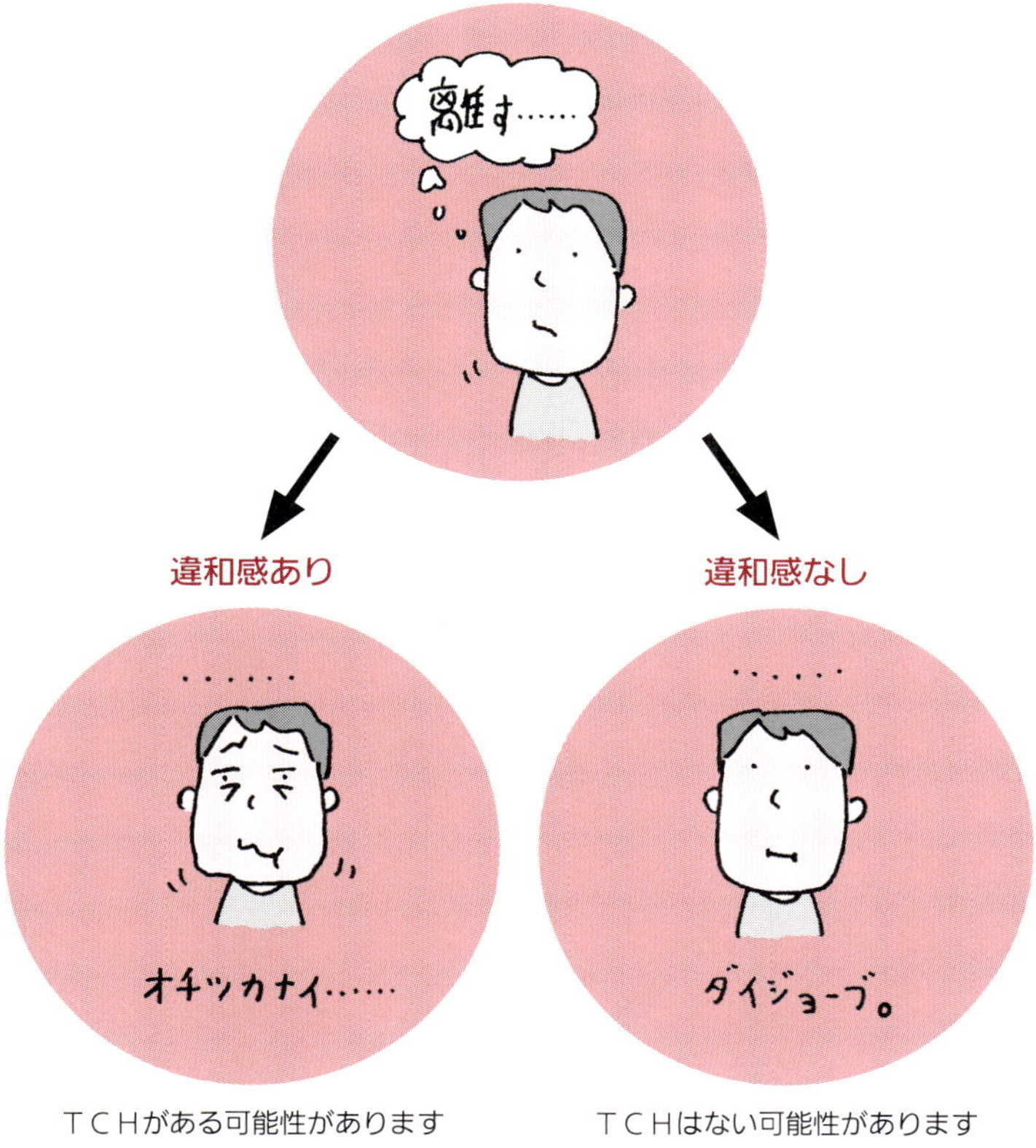

ＴＣＨの有無を判定する方法

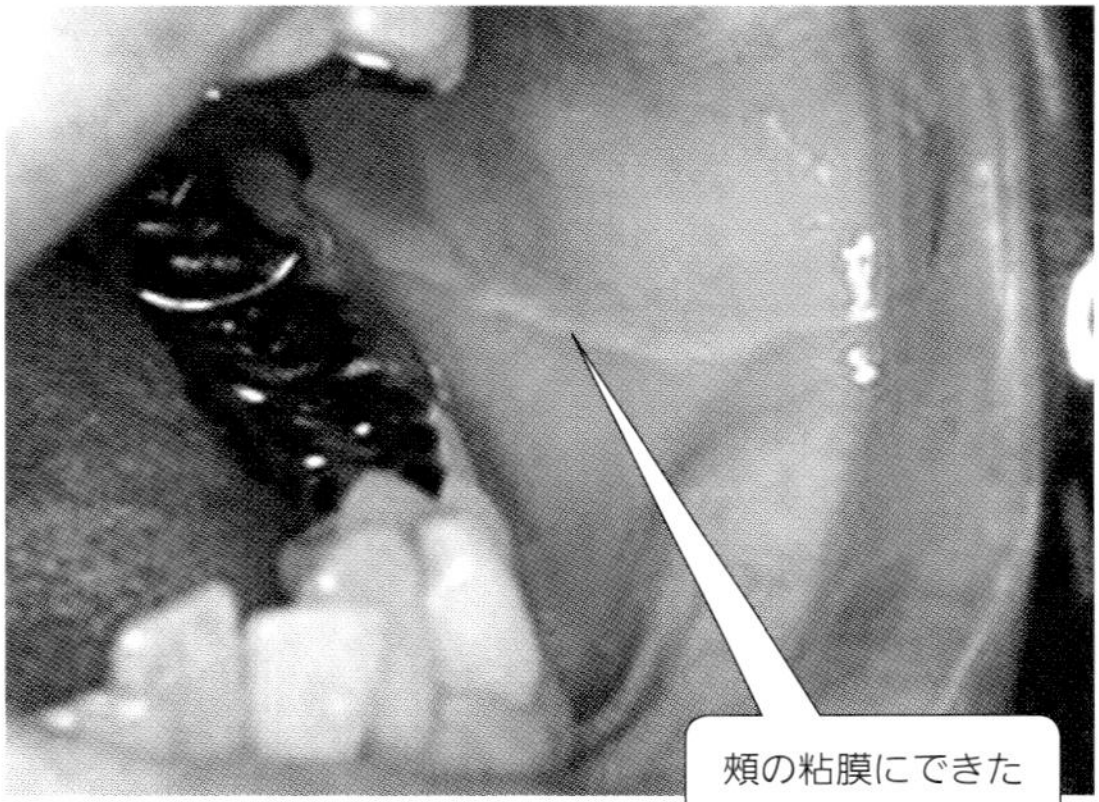

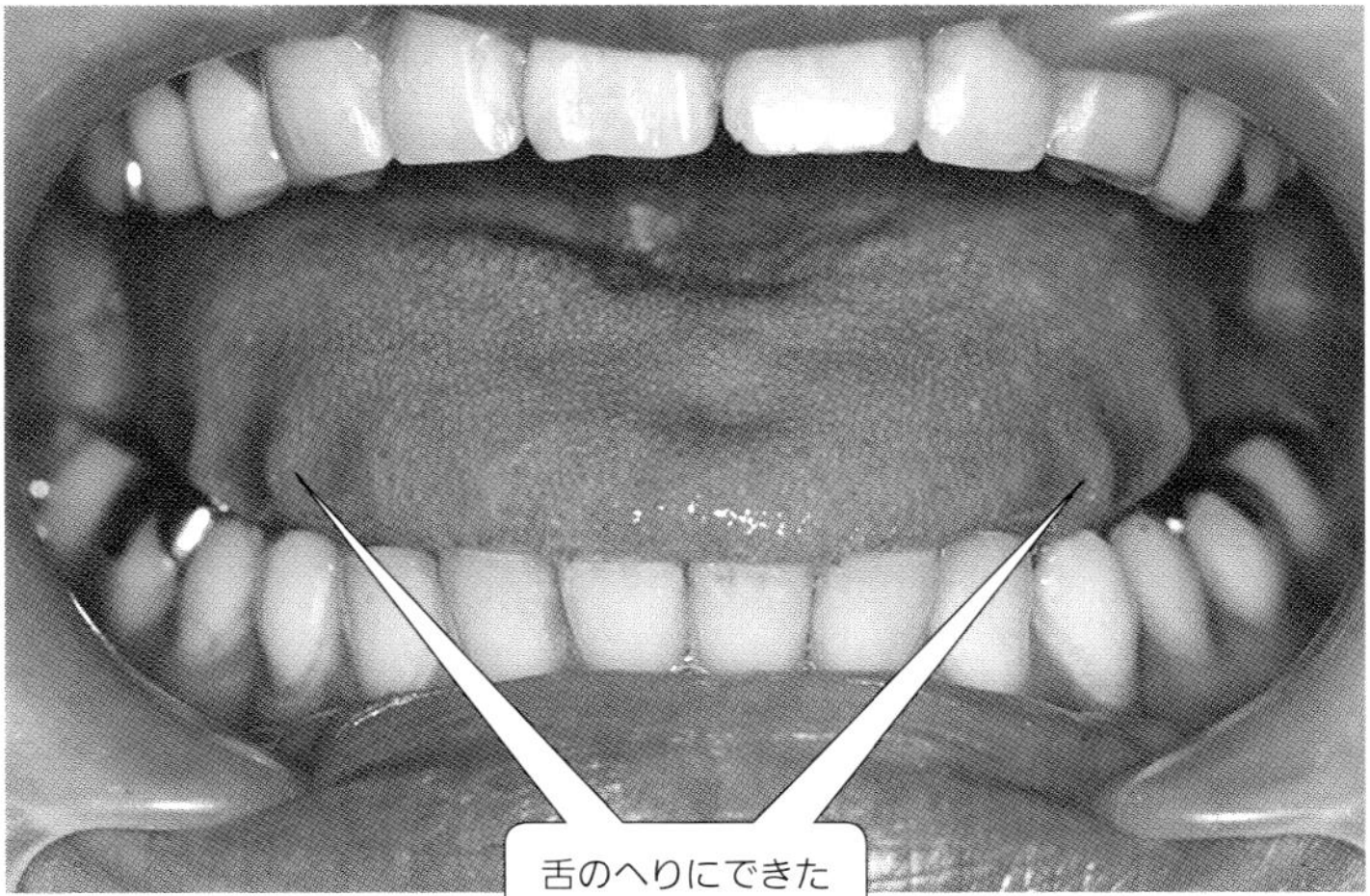

ＴＣＨを疑わせる口腔内の痕跡

人生１００年時代、その間にはさまざまな出来事に直面します。特に、どうしようもない心配事や悩みに直面した時、身震いするような寒さの中にいる時などには、ＴＣＨリスクの低い人でさえも、一時的にＴＣＨリスクが高まります。したがって、ＴＣＨリスクの高い人であれば、さらにＴＣＨが増えて、顎関節症症状の現れる可能性が高まります。

顎関節症が20代の女性に多いのも、社会人として適応していく過程の劇的変化によるＴＣＨの増加に、男性に比べて華奢なあごが適応できないためと考えられています。この例からわかるとおり、誰でも、人生のさまざまな出来事や環境によってＴＣＨリスクは、絶えず変化しています。したがって、普段のＴＣＨリスクを知り、ＴＣＨリスクに応じたＴＣＨコントロールをできるようにすることで、現在の口腔内のトラブルを解消したり、将来的に起こる可能性のあるトラブルを未然に防止したりできることとなります。

過去8年間に、木野先生と私が中心となって結成した「次世代の顎関節症治療を考える会」(http://tmd-kino.com/) の広報活動により、ＴＣＨという言葉が一般化し、多くの研究熱心な歯科医が、顎関節症治療法として日常診療に導入しました。今後も、歯科医師のみならず一般の方にもＴＣＨコントロールの必要性を普及啓蒙し、「１００歳まで自分の歯を残す」ための正しい生活習慣の広報活動を続けてゆく予定です。

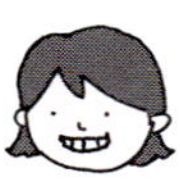

ＴＣＨをいかに克服すればよいのか

ＴＣＨコントロールの必要性は理解できても、自覚症状もないＴＣＨを減らす方法を身につけるのは至難の業です。木野先生も、この問題解決に向かって大いに研究され、臨床心理学で使われる行動療法である「行動変容法」を利用した方法を考案されました。私は、この方法は取り入れるのが簡単で、最善の方法と考えています。

再び木野先生に登場していただきましょう。

私（木野）の考案した方法は３つのステップからなりたっています。

まず第１ステップでは、歯が接触しているとどのようなことが起きるかを感じてもらいます。数秒間、軽く歯を接触させ、その後離してみてください。頬の筋肉の感じが変化することを意識できたはずです。そうです。歯が接触していない時は筋肉が休んでいるのに、接触させただけで筋肉が働くのです。ですから強くかみしめなくても、歯が触れているだけで筋肉は活動を続けることになります。これが長時間続けば筋肉は疲労し、顎関節もずっと押さえられ続けるので、関節面の摩擦は大きくなり、動きが困難になるとともに、さまざまな障害が生じます。

第１ステップ

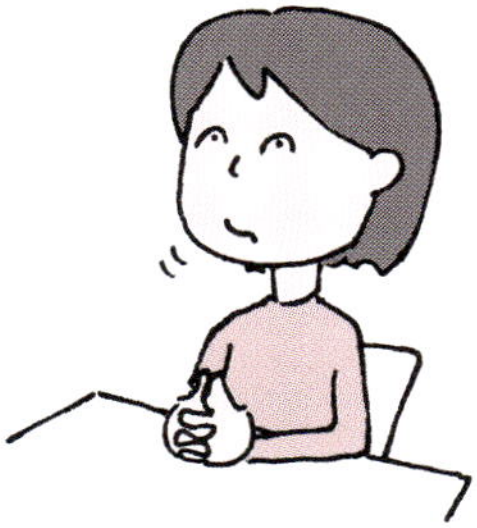

数秒間、軽く歯を接触させ、その後離してみてください。頬の筋肉の感じが変化することを意識してください

第２ステップ

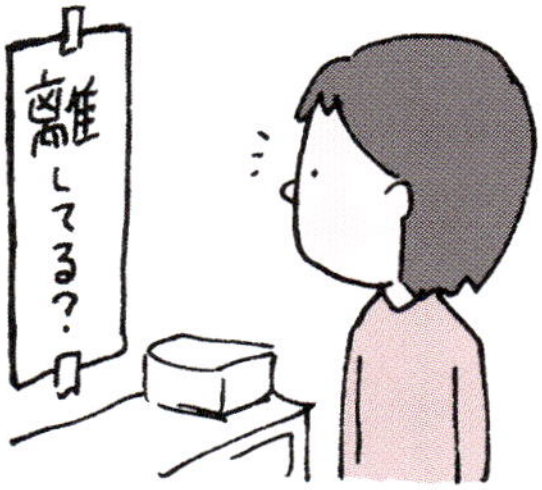

「力を抜く」「リラックス」などと書いた紙を貼り、それを見るたびに脱力します

第３ステップ

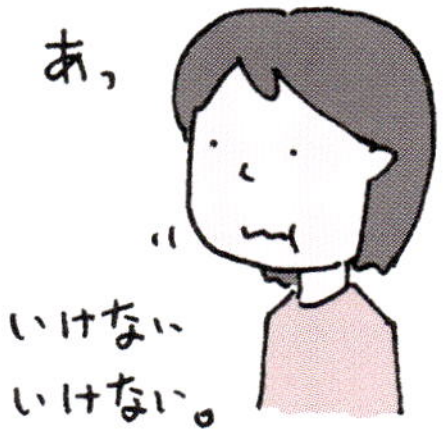

上下の歯が触れた瞬間に気付くようになります

3ステップで行われるＴＣＨ行動変容法

また歯もずっと押さえられ続けることで、歯周病も悪化するでしょう。このように第1ステップでは自らの無意識の行動が自分を傷つけていることを認識します。するとこの認識が強い動機となって、次の第2ステップとなる、具体的な変容行動をとれるようになります。

第2ステップは、自分の周りに貼り紙をするという行動です。貼り紙には「力を抜く」「リラックス」「歯を離す」「離してる?」など、脱力するきっかけになる言葉を書きます。言葉ではなくイラストでも何でもかまいません。要は自分に脱力することを思い出させればいいのです。この貼り紙を最低でも10枚以上貼ります。

家族や会社の同僚・上司に「何だ、これは?」と不審に思われるかもしれません。そのような周囲の反応に屈せずに行動を起こす強い動機付けとして、第1ステップが必要なのです。

貼り紙を見た時、または「あっ! 歯をあてている」と気付いた時だけ脱力します。脱力の方法は、歯を「グッ」とかみしめながら、鼻から大きく息を吸い込み、それに合わせて両肩を持ち上げて、次に口から「あっ!」と一気に息を吐き出しながら肩を落とします。

脱力行動は貼り紙を見た時、1回だけ、1秒程度で、できるだけオーバーアクションで行ってください。その後にまた歯が接触しても、口の周りが緊張してもかまいません。とにかく貼り紙を見た時に1回脱力することが大切です。貼り紙を見るたびに脱力を繰り返していると、ついには貼り紙を目にしただけで、何も考えずとも脱力行動をとるようになります。つまり貼

これだけは知っておこう

レントゲン撮影ではじめてわかる虫歯の進行具合

初期虫歯の症例

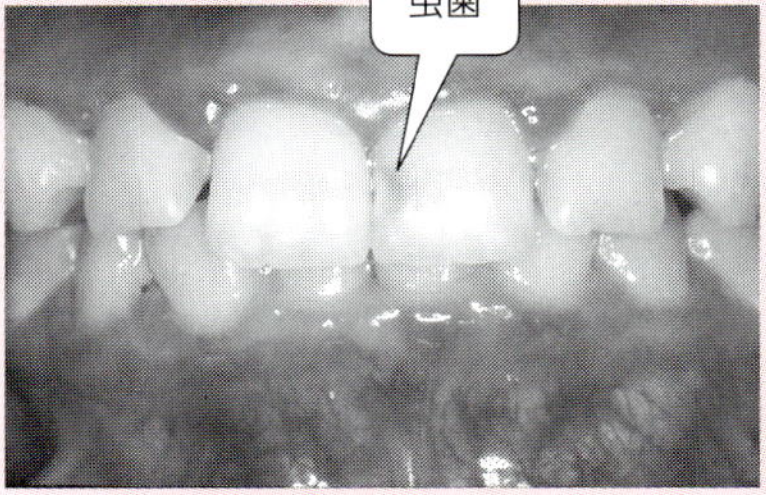

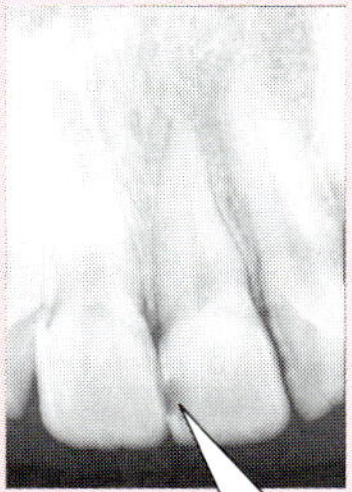

進行虫歯の症例

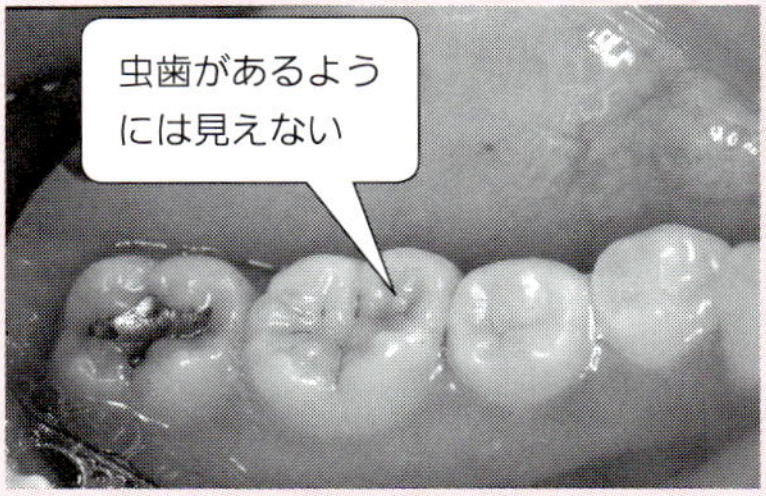

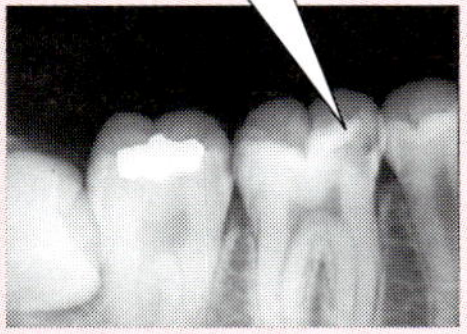

上の口腔内写真で、左上の中切《ちゅうせっ》歯《し》（21番）に黒い部分が透けて見えます。レントゲン写真では、明瞭に黒い部分がわかります。これが虫歯です。幸い歯髄《しずい》にまでは達していませんから、虫歯の部分だけを削って充塡《じゅうてん》すれば治療終了です。左下の口腔内写真の第1大臼《だいきゅう》歯《し》（36番）近心《きんしん》に大きな虫歯がありますが、写真でははっきりとわかりません。こんなに大きな虫歯でも、ほとんど自覚症状のないことがあります。やはり、定期的に歯科医院でチェックを受けることが必要です。

り紙という視覚刺激の条件反射として脱力行動が起きたことになります。

このような条件反射が形成される頃には、第3ステップとして、促進や強化と呼ばれる行動に変化して、歯が接触するだけで気付くようになります。貼り紙を見なくとも歯の接触に気付けば、その瞬間に脱力行動をとることができます。

以上の3ステップを繰り返していると、最終的には、歯の接触刺激があればその条件反射として、無意識に脱力行動が起きるようになります。こうなってくると歯が離れているほうが接触している時よりも楽に感じるようになります。こうして癖の是正が進むに従って、唇を閉じていても、上下の歯を離せるようになります。

厄介な顎関節症がこんな簡単な方法で克服できるなんて信じられないかもしれませんが、木野先生はこの「行動変容法」で、多くの歯科医たちが匙《さじ》を投げた難治性の顎関節症患者を短期間で治癒させてきました。行動変容法は、顎関節症だけではなく、歯にまつわるさまざまなリスクを軽減させます。TCHリスクが低くなることで、恒常的に歯や歯槽骨にかかる力も減り、歯の耐久年数は確実に向上し、歯周病が進行して抜歯やむなしと判断された歯であっても、抜かずに済む可能性が高まります。

本書ではTCHを克服するための特別なシール、ヨシタケシンスケさんのイラストのシール

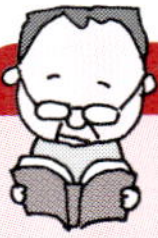

これだけは知っておこう

根尖病巣と抜歯

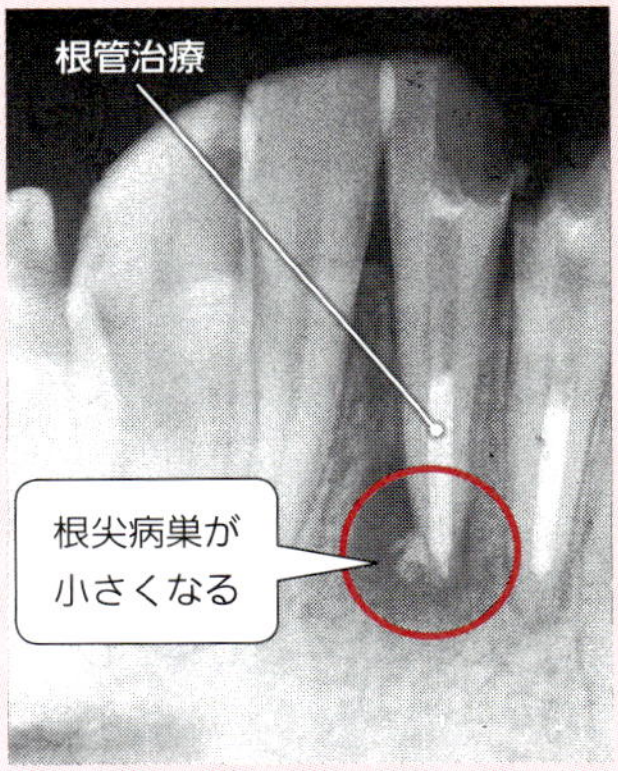

治療後の根尖病巣

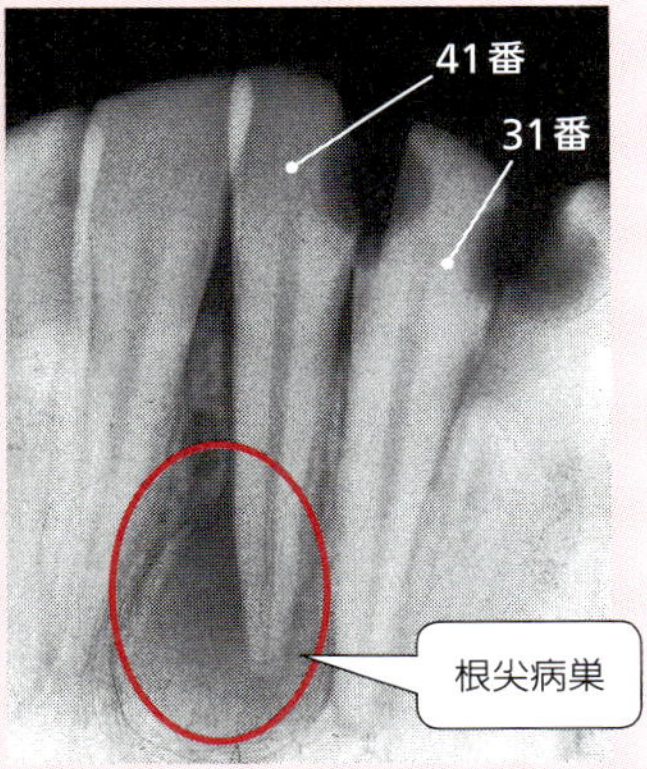

治療前の根尖病巣

下顎前歯のレントゲン写真です。右下中切歯（41番）の歯の根尖部《こんせんぶ》に、丸く黒いものが写っています。この歯の歯冠《しかん》部《ぶ》は黒くなっており、虫歯があることがわかります。隣の左下中切歯（31番）にも虫歯がありますが、根尖部に丸い黒い部分がないのは、まだ歯髄が生きているためです。41番は歯髄が死んでいるために、歯髄部分が腐敗して、根尖部に根尖病巣を作っています。ただしこうした病巣のある歯でも、根管治療をすれば、抜かずに使用できます。歯科医から「病巣がある」と言われると、放っておくと転移するガンの病巣を連想されるかもしれませんが、根尖病巣は転移しませんのでご安心ください。根尖病巣があるだけですぐに抜歯を薦める歯科医でしたら、他の歯科医院で診てもらうことをお薦めします。根管治療がうまくゆくと、周りの骨が再生してきます。

を用意しました。特別付録①②「ＴＣＨ是正シール」です。このシールをパソコンのディスプレイや電話機、携帯電話などに貼り、楽しみながらＴＣＨコントロールができるようにしてください。

第4章

自分の歯を残すための
4つの生活習慣 その2
砂糖を極力とらない

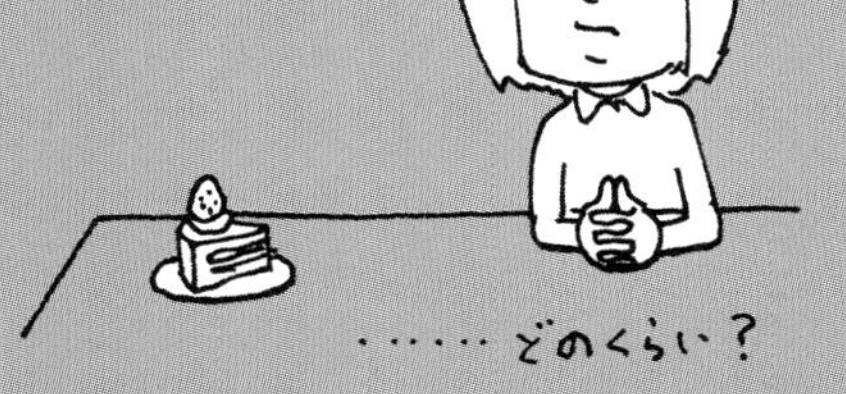

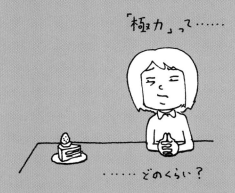

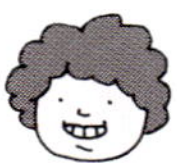

砂糖を減らせば、虫歯のリスクは確実に減る

食後の甘いショートケーキ、たっぷりと砂糖とミルクを入れたコーヒーや紅茶、ほんのり控えめな甘さが癖になる和菓子等々、私たちの身の回りには砂糖を含む嗜好品があふれています。私たちの生活に彩りと安らぎを与えてくれる砂糖ですが、歯の健康にとって「最大の敵」といっていいでしょう。自分の歯を生涯残すための2番目の生活習慣が「砂糖の摂取制限」です。簡単なことではありませんが、これができれば虫歯や歯周病になるリスクが大幅に減ります。

「砂糖が歯に悪い」ことは、誰もが知っていることですが、なぜ砂糖は歯に悪いのかを正しく答えられる人は、あまりいません。なぜ砂糖は歯に悪いのでしょうか。まずはその素朴な疑問を解決しておきましょう。

意外に思われるかもしれませんが、科学が進歩した21世紀にあっても、虫歯の起こるメカニズムはまだ完全には解明されていません。私たちの口の中には何百種類もの細菌が日常的に棲息しています。こうした細菌を常在菌と呼びますが、虫歯にはいくつかの常在菌が関与しています。そのメカニズムはきわめて複雑で、今もって全容はわかっていません。

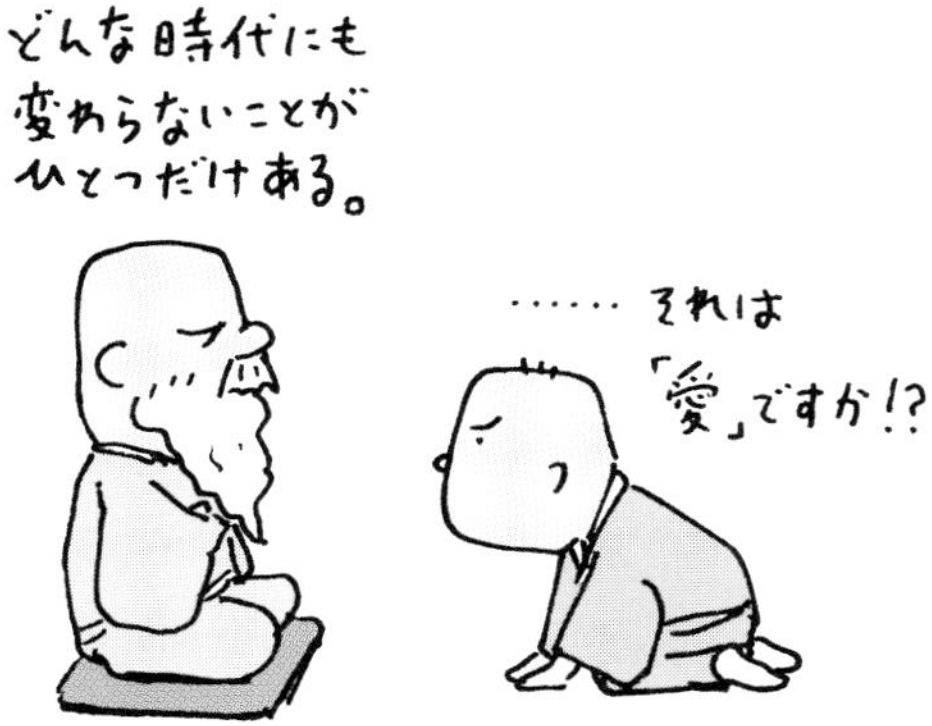
どんな時代にも
変わらないことが
ひとつだけある。
……それは
「愛」ですか!?

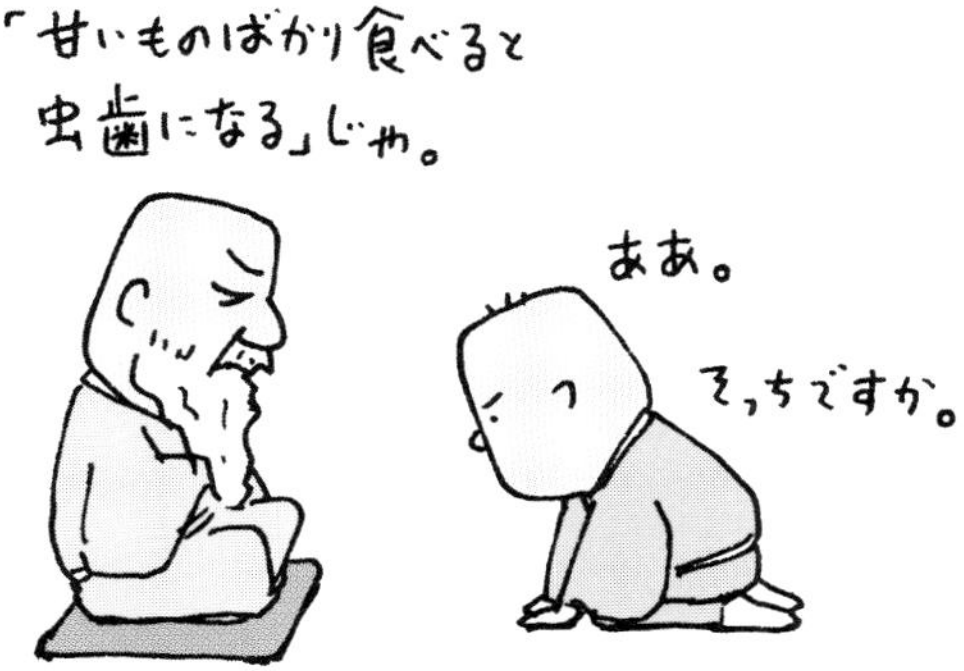
「甘いものばかり食べると
虫歯になる」じゃ。
ああ。
そっちですか。

ただ、虫歯予防という観点でみれば、2つの虫歯菌さえ知っておけば十分です。虫歯の発生に中心的な役割を果たすといわれているのがミュータンス菌と乳酸菌です。これらの「虫歯菌」がどのように虫歯の発生に関わっていくのか、私が36年前に患者さんに向けて書いた文章を用いて説明します。

「口のなかには、砂糖だけを食べるミュータンス菌というバイ菌がすんでいます。ミュータンス菌は、砂糖だけを食べて、デキストランというネバネバしたものを歯の表面につくります。デキストランは、唾液に溶けず、うがいをしても取れません。そのネバネバしたデキストランの上に、ちょうどハエとり紙の上にハエがつくように、口の中にすんでいるいろいろなバイ菌が付着します。このような状態になっているものを、プラーク（歯垢《しこう》）といいます。プラークは虫歯や歯周病の原因になりますが、とても柔らかいので、歯ブラシで強くこすらなくても除去できます。虫歯が始まる原因は、プラークに付着したミュータンス菌や乳酸菌が作り出す乳酸です。乳酸がどんどんできてゆくと酸の濃度が高くなり、歯の表面が溶かされてボロボロになります。これが虫歯の始まりと考えられています」

原稿を書いてから36年経っていますが、この説明はおおむね間違っていないはずです。補足すれば、ミュータンス菌は誰の口の中にも常在していますが、それだけでは虫歯にはなりません。虫歯が進行するには、ミュータンス菌の餌となる砂糖（ショ糖）が不可欠です。したがっ

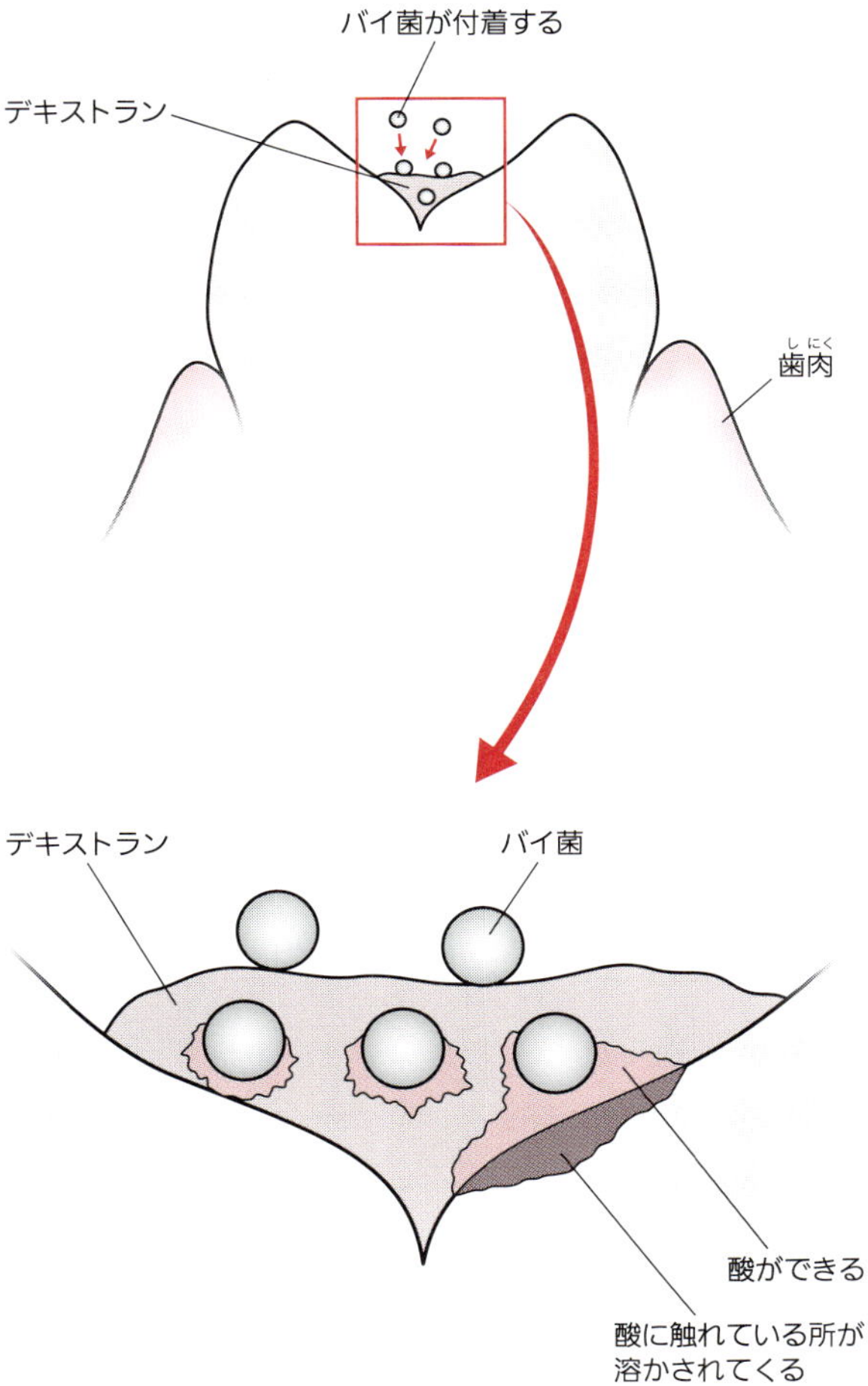

砂糖を餌にしてミュータンス菌がプラークを作る

て砂糖をとらない食生活をすれば、基本的に虫歯にもならずにすむわけです。
また、プラークの中で、ミュータンス菌は砂糖を餌にして、乳酸菌は砂糖だけでなく他の糖類も餌にして乳酸を作り、エナメル質・象牙質《ぞうげしつ》を溶かしてゆきます。

いかに砂糖が歯に悪いかを、私自身の経験をもって説明しましょう。私は農家の生まれで、小学生の頃は、畑でとれた芋や夏みかんや柿をおやつとして食べていました。その頃は虫歯と無縁の生活を送っていたのですが、高学年になるにつれ、日本が高度成長の時代に入り、砂糖を含む嗜好品を摂取する機会が増えてきました。当時の私は甘いものに目がありませんでしたから、砂糖の入った飴やキャラメル、スナック菓子などをむさぼるように食べていました。当時は口腔《こうくう》ケアの意識も低く、歯ブラシの正しい使い方も知りませんでしたから、唾液はいつもネバネバした、虫歯になりやすい状態でした。そんなお恥ずかしい口腔環境でしたから、歯科検診で毎年「虫歯○本」と書かれた紙をもらい、歯科医院に通うことになりました。あまりにも頻繁に虫歯になるため、「自分は、他人にくらべて虫歯になりやすい体質の人間だ」と思い込んだほどです。

ところが、運命のいたずらで東京医科歯科大に入学することになり、砂糖が虫歯の原因になるという初歩的な知識や正しい歯ブラシの使い方を学びました。以来、できるだけ砂糖をとらない食生活を心がけてきました。大学入学前に地元の歯科医院で治療してもらった歯は、随分

これだけは知っておこう

虫歯の進行と自覚症状

C1

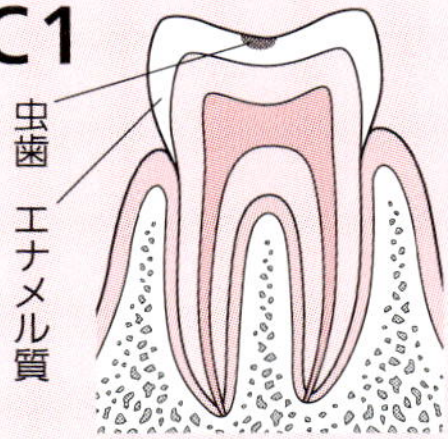

自覚症状：痛みなし
状態：エナメル質に限局した虫歯
治療：神経を保存して、虫歯の部分だけを除去して、充塡《じゅうてん》する。治療時、麻酔しなくても痛くない

C2

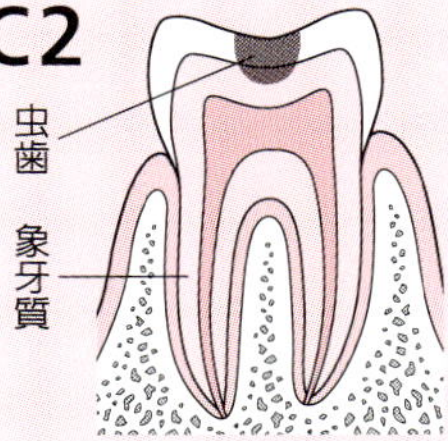

自覚症状：甘いもの、冷たいものを食べるとしみることがある
状態：象牙質まで広がった虫歯
治療：神経を保存して、虫歯の部分のみを除去して、充塡する。治療の際に、麻酔を必要とする

C3

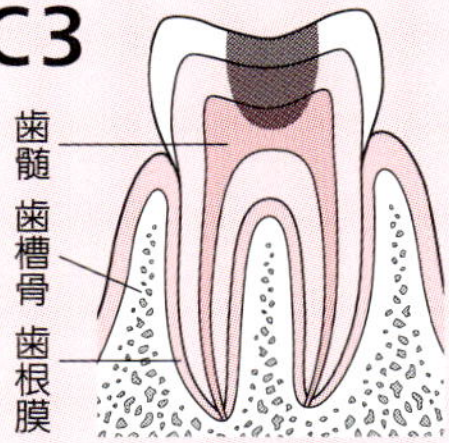

自覚症状：熱いものを食べるとしみて、冷たいものを口に含むと楽になる。その後、何もしなくてもズキズキした痛みになる。この状態では、かんでも痛くない。その後、病状が進むと、ズキズキした痛みがなくなるが、かんで痛くなる。この段階では、歯髄《しずい》が壊死を起こして、根尖部《こんせんぶ》から歯根膜《しこんまく》に炎症が広がっている
状態：歯髄まで虫歯が広がり、歯髄炎を発症
治療：神経を取り、かぶせる

C4

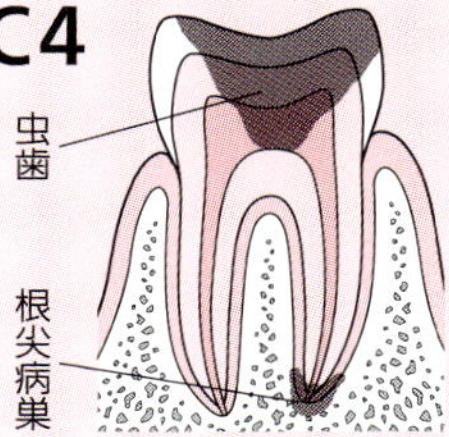

自覚症状：食べ物が詰まる。通常痛みはないが、食べ物が歯髄腔《くう》に詰まって歯髄腔が口腔内とつながらなくなると、痛みが出て歯肉が腫《は》れてくる
状態：歯冠部《しかんぶ》が崩壊している
治療：抜歯することも多いが、残存量によっては、根管治療をして、かぶせることができる

といい加減な治療だったらしく、先輩の学生実習の実験台となり再治療されました。その後46年間、何も治療を受けていないと言っても過言ではない状態を、そのまま維持しています。

私は、この実体験から、虫歯になりやすい体質（歯質）などは存在せず、砂糖の摂取制限、正しい歯みがき、適切な歯科治療を受けることで、たいていの虫歯は防げると信じるようになりました。現在では、これにＴＣＨ是正を加えることができれば、さらに長く歯を使用できると考えています。

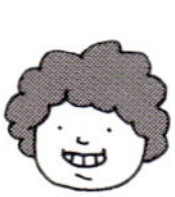

砂糖をとらない食生活のススメ

虫歯にならないもっとも簡単な方法は、ミュータンス菌の餌になる砂糖（ショ糖）をいっさいとらないことです。しかし、多くの加工食品には砂糖が添加されています。私たちは外食もしますし、料理をすべて手作りしているわけではありません。現実的には砂糖ゼロの生活は不可能です。しかしコーヒーや紅茶に砂糖を入れるのを控えたり、他の甘味料で代用したりすれば、砂糖の摂取量を減らすことはできるはずです。それだけでも虫歯になるリスクは確実に減ります。

自分の歯を生涯残したいと強く願うのであれば、「できる限り砂糖をとらない」という強い

天然素材食品に含まれるショ糖含有量　（可食部100g当たりのショ糖量）

りんご	4.8	ほうれんそう	0.1
温州みかん	5.6	きゅうり	0.1
バナナ	10.5	なす	0.1
メロン	6.7	大根	0.2
柿	3.8	人参	2.4
いちご	2.5	玉ねぎ	0.9
桃	6.8	ごぼう	0.6
パイナップル	7.7	れんこん	2.3
マンゴー	9.8	じゃがいも	0.3
落花生	5.6	さつまいも	3.0
アーモンド	5.1	枝豆	1.3
ぶどう	0	そらまめ	1.4
パパイア	0	しいたけ	0
キャベツ	0.1	わかめ	0
レタス	0.1	玄米	0.8

女子栄養大学出版部『食品成分表』2016年版から抜粋

覚悟と意志が必要です。まずは次の３つにチャレンジしてください。

●コーヒーや紅茶などには砂糖を入れない。水分補給は砂糖の入っていない飲料を選ぶ

●砂糖を多く含む加工食品はできるだけ購入しない、口にしない

●家庭料理については、家族で話し合って、砂糖の使用を最小限にする

これを実行すると、最初は「味気ない生活」と感じ、物足りない思いをされるかもしれませんが、しばらく続けると、甘い砂糖の味で隠されていた食べ物本来の味がわかってきます。砂糖に関する感

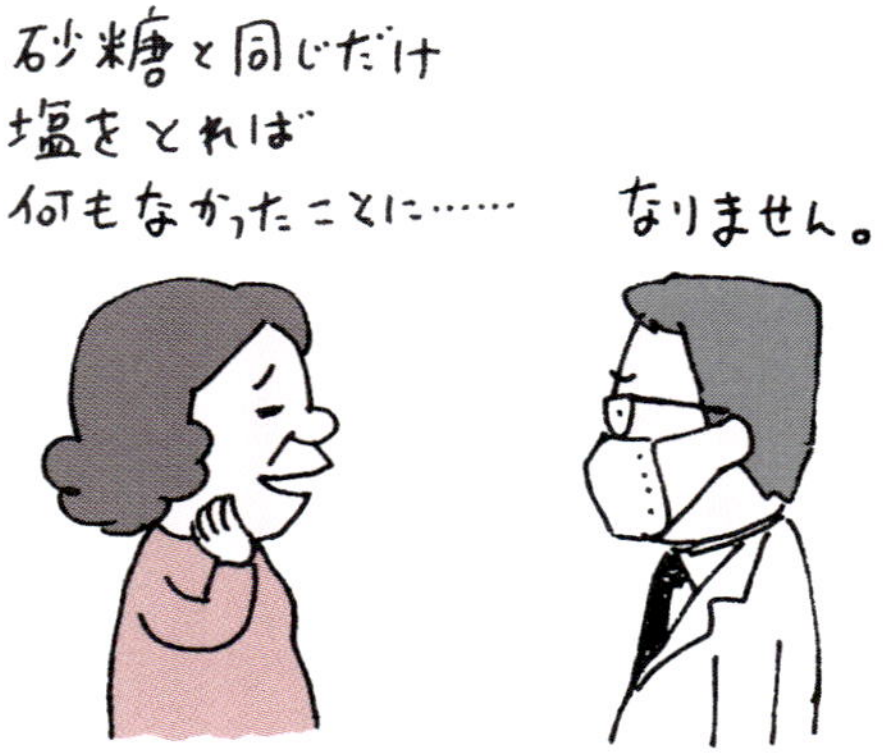
砂糖と同じだけ
塩をとれば
何もなかったことに……
なりません。

受性が高まり、今までの食事は、いかに多くの砂糖を使ってきたかが実感できるようになります。こうなったら大成功で、これまでの食品が甘すぎて食べられなくなります。

歯の健康を考えるならば、「砂糖をいっさいとらない食生活」が理想ですが、「甘いものをいっさい食べない人生なんて生きる価値がない」と感じる方もいらっしゃるでしょう。

甘いものが好きな方は、その影響を最小限にとどめる努力をしてください。砂糖が長時間口腔内に滞留していると、「砂糖 → デキストラン → プラーク → 虫歯」という化学変化が進行します。この悪い流れを断ち切るために、砂糖が入った食品をとったら、できるだけ早くうがいしてください。砂糖成分を口の外に流し出せば、デキストランは合成されないので、虫歯の原因となるプラークも形成されません。

「食後のうがい」など面倒だと思われるかもしれませんが、砂糖の摂取制限と食後のケアができない患者さんは、虫歯になるリスクから解放されることはありません。ていねいな歯みがきを心がけても、プラークのみがき残しはありますから、結局いつかは虫歯になり、次第に歯を失ってゆきます。そのリスクを下げるのが食後のうがいなのです。

まとめると、もっとも簡便かつ強力な虫歯予防法は砂糖の摂取制限です。砂糖の摂取量を限りなくゼロに近づければ、虫歯になるリスクも劇的に下がります。砂糖を摂取しない野生動物が虫歯にならないことからも明らかなとおり、この予防法の効果は絶大です。

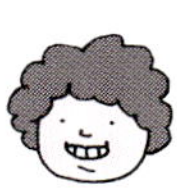

間食も御法度

食事内容だけでなく、食生活のスタイルも重要です。特に避けたいのは「間食」です。間食の習慣がある人は、ない人にくらべて、明らかに虫歯になるリスクが高まります。これは歯垢のpH《ペーハー》（水素イオン濃度指数：酸性とアルカリ性を示す単位）と深い関係があります。歯垢のpHが酸性になっていると、歯垢に触れたエナメル質が溶け出して、虫歯が進行しやすくなります。次ページの図をご覧になるとわかるとおり、歯垢は1日のうちで、酸性になったり中性に

これだけは知っておこう

間食を控えると、酸性に傾く時間が短くなる

私たちの食習慣である３度の食事だけでも、食事のたびにpHが下がり、虫歯になりやすい状態になります。したがって、間食を控えると、虫歯になりにくくなります。

１日の歯垢中のpH※の変化

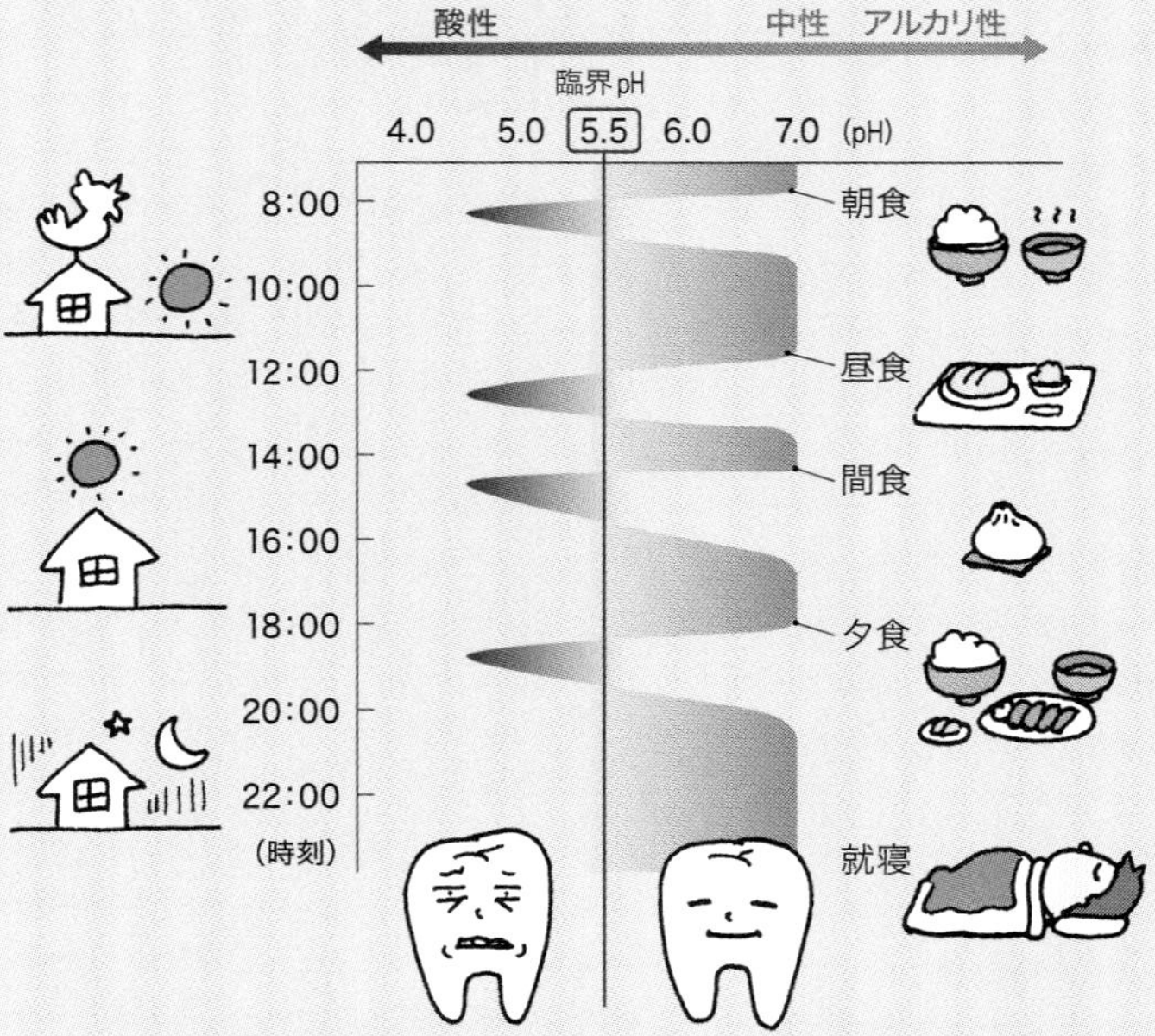

※pH（水素イオン濃度指数）。溶液中の水素イオン濃度を示す。pH７が中性。７より上がアルカリ性、７より下が酸性を示す。臨界pHとは、歯のミネラル成分の喪失がもっとも高いpHの値で、象牙質でpH６.０～６.２、エナメル質でpH５.５以下

これだけは知っておこう

飲食回数が増えると、虫歯になりやすくなる理由

下の図を見れば、飲食するたびに、pHが下がり、歯の表面が脱灰《だっかい》されて虫歯になりやすくなることを理解していただけるでしょう。飲食回数が頻繁になると、pHが元に戻る時間がなく、pHの低い状態が維持され、物言わぬ歯は、虫歯という最大危機に晒《さら》され続けます。

飲食回数が多い場合の歯垢中のpH※の変化

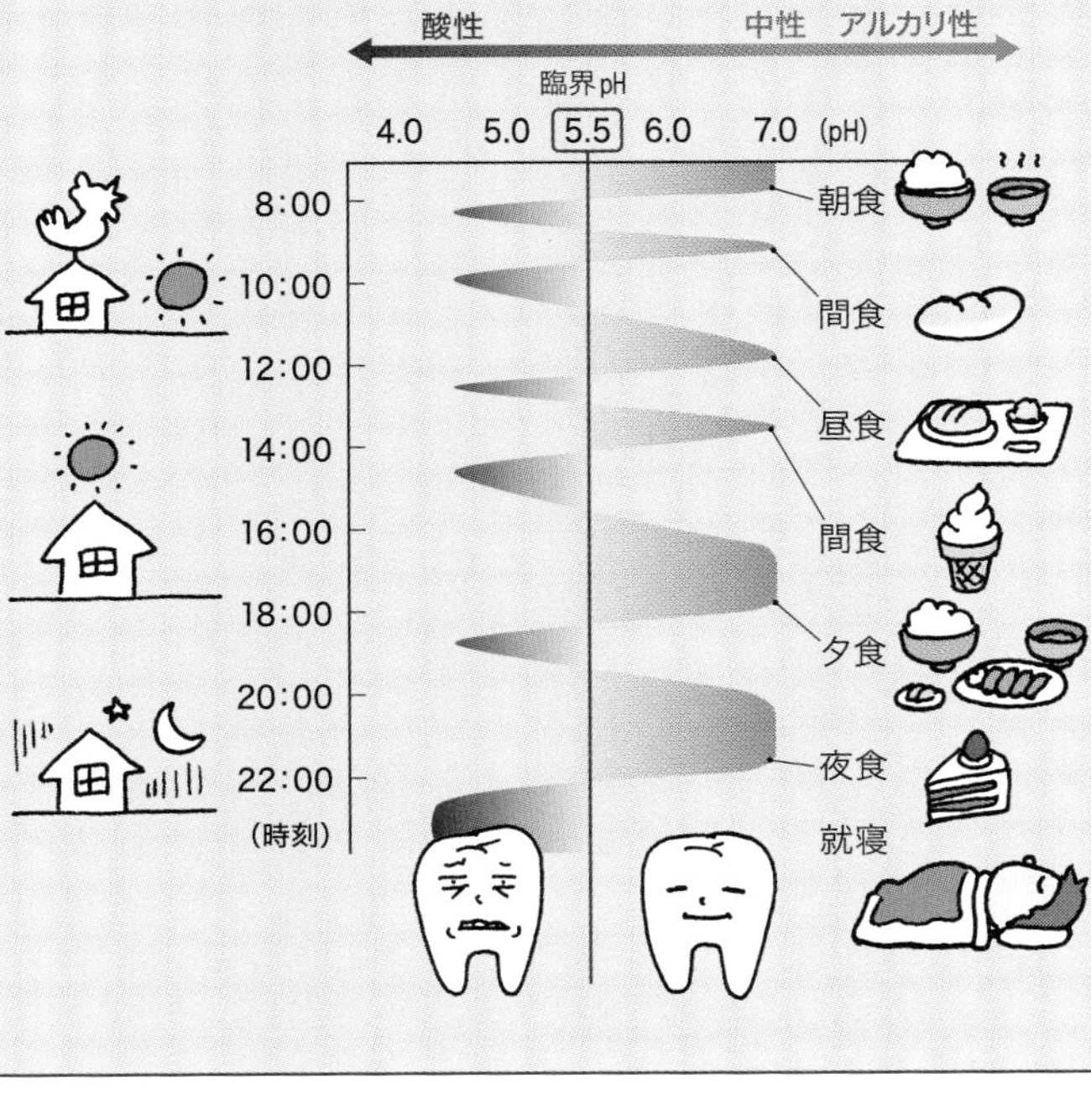

戻ったりを繰り返しています。

歯垢の中で、ミュータンス菌や乳酸菌などが作り出した乳酸は、歯の表面を覆うエナメル質を溶かしてカルシウムやリンなどのミネラル成分を唾液中に排出させます。これを脱灰といいます。このような状態が続くと、私たちの歯はあっという間に虫歯だらけになってしまいますが、よくできたもので、唾液腺から分泌される唾液には、酸性に傾いたpHを中性に戻す緩衝作用があります。また、唾液は乳酸を洗い流してくれるので、食事から一定時間経過すると、口腔内は中性付近に戻ります。すると、唾液中に含まれるカルシウムやリンが歯に取り込まれて沈着します。これを再石灰化といいます。

ところが何度も間食すると、せっかく中性に戻った歯垢のpHが再び酸性に傾くので再石灰化が進まず、エナメル質が溶け出します。

「どうしても甘いものが食べたい」人は、「おやつ」ではなく、食事といっしょに甘いものをとりましょう。図を見てもわかるとおり、食事をすれば、口腔内は必ず酸性に傾きますから、ここでデザートもまとめてとってしまうのです。そしてすぐにうがいをすれば、虫歯の進行を食い止めることができます。このように、間食を控えて、1日3回規則正しく食事をとれば、唾液の修復力である程度、虫歯を予防できます。

それから、寝る直前に食事をとるのは極力控えてください。就寝中は唾液の分泌量が低下するので、口腔内が酸性に傾いている時間が長くなり、虫歯が進行しがちです。甘いデザートを食べて、歯みがきもせず、そのままウトウトというのが最悪のパターンです。

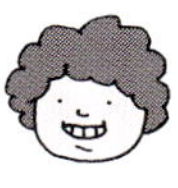

メタボ予防にも有効

間食をすると、必ず血糖値は高くなります。間食を頻繁に行っている人は、血糖値が高い状態で維持されているため、糖尿病になりやすくなります。

砂糖を含む食品の摂取や間食を控えることは、歯周病予防になるだけではなく、いわゆるメタボリックシンドロームを防ぐ効用もあります。虫歯や歯周病も、糖尿病や肥満と同じように生活習慣病であるということを忘れてはいけません。

虫歯予防とダイエットと生活習慣病予防の一石三鳥の効果が望める「砂糖摂取制限法」。これを試してみない手はありません。

これだけは知っておこう

歯の健康に悪い食物

当然のことながら、水分補給は、砂糖の入っていないものに限定してください。コーヒーや紅茶も砂糖なしで飲むべきです。健康によいとされるのど飴も御法度。長時間飴をなめることは、歯を砂糖漬けにするような行為です。砂糖が歯にくっついたり、まとわりつく菓子類もよくありません。歯が酸に弱いことを考えると、砂糖入りの炭酸飲料やジュース、スポーツ飲料も控えたほうが賢明です。一般にpH5.5以下の酸性になると、エナメル質が溶け始めるといわれます。

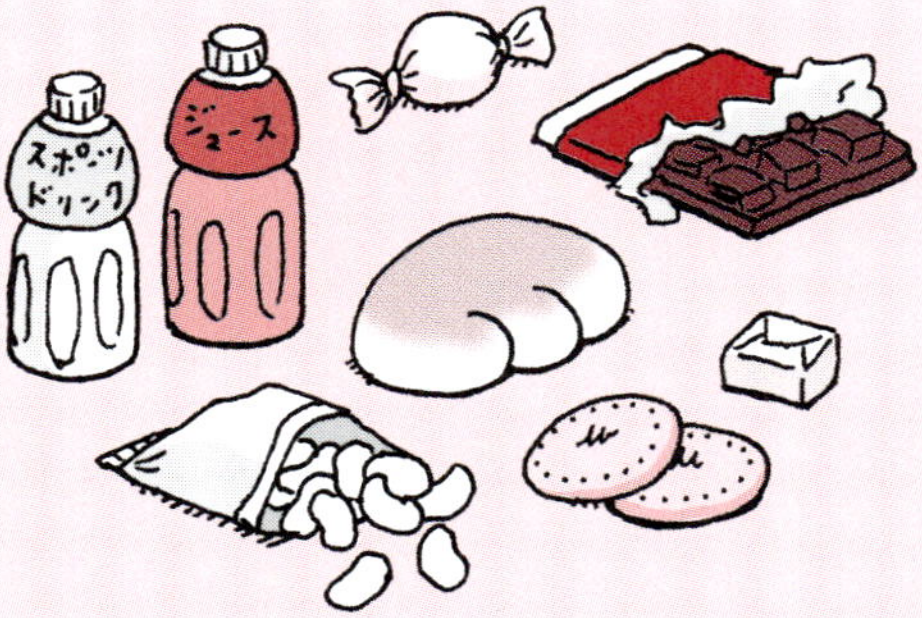

第5章

自分の歯を残すための4つの生活習慣 その3

1日1回正しい歯みがきをする

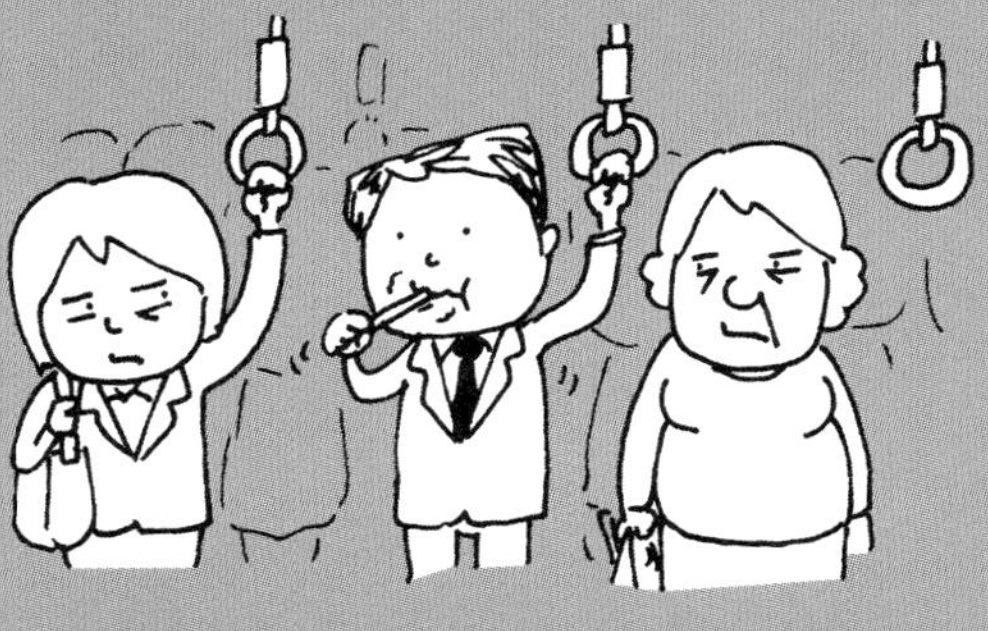

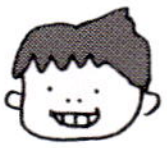

歯みがきは最低1日1回で大丈夫

口腔《こうくう》ケアの意識が高まっているためか、最近は食事を終えると、トイレや洗面所で歯みがきする人が増えています。そのこと自体は否定すべきことではありませんが、一方で「みがきすぎ」の問題が出てきました。

また、歯みがきの回数は増えたものの、正しい歯みがきが実践できている人はごく少数です。「歯みがきをした気分になっているが、みがき残しがいっぱいある」「誤ったみがき方のために歯肉《しにく》を傷つけて、自ら歯周病の原因を作っている」。そんな間違った歯みがきをしている人がたくさんいらっしゃいます。第5章では、虫歯・歯周病予防の成否を握る「歯みがき」について説明します。

実は、1日に何回みがけば、虫歯や歯周病の予防ができるかについては、医学的には明確な答えは出ていません。歯みがきの仕方にも個人差がありますから、単純に回数だけを比較してもあまり意味がないため、今後も正確なことはわからないかもしれません。

歯みがきの医学的な目的は、口腔内に付着したプラーク（歯垢《しこう》）を除去することにあります。私の師匠である織家《おりや》勝先生（故人）は、「プラークの原因となる砂糖を極力とらない食生

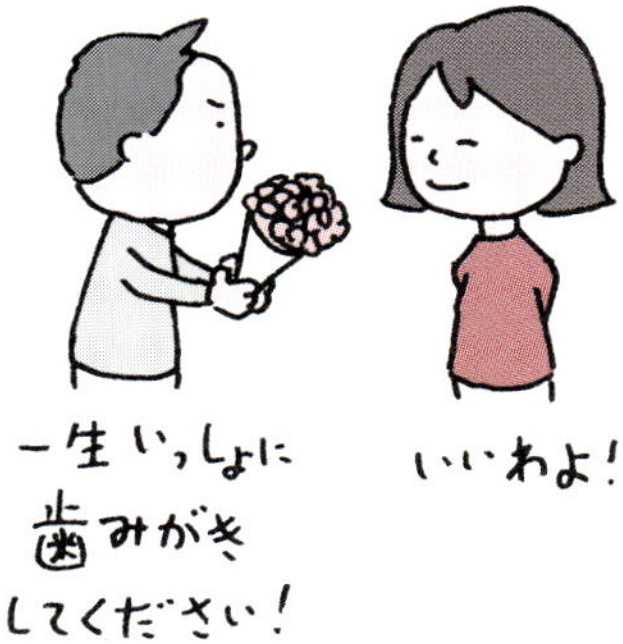
一生いっしょに
歯みがき
してください！
いいわよ！

— 30年後 —

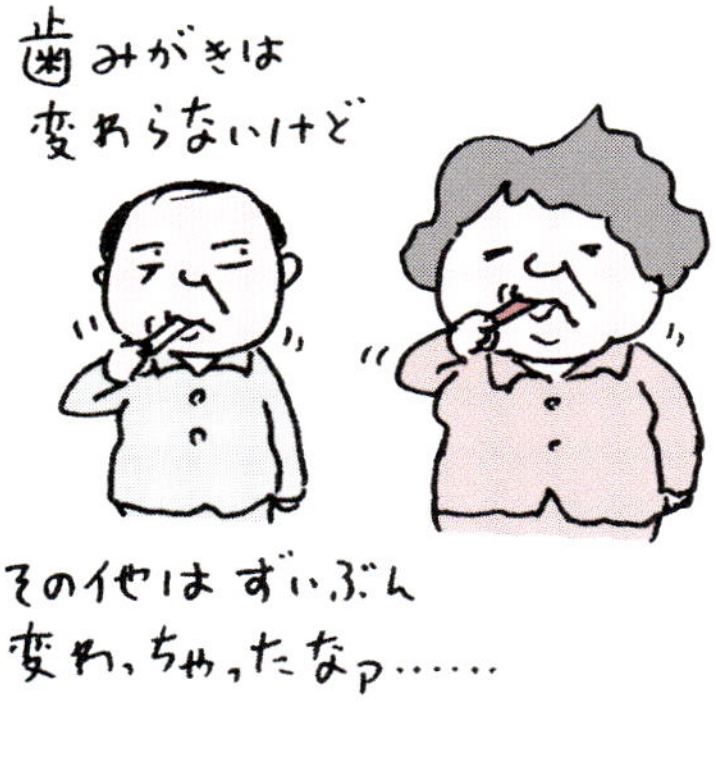
歯みがきは
変わらないけど
その他はずいぶん
変わっちゃったなァ……

活ができれば、歯みがきは1日1回で十分」と考え、患者さんに実践させていらっしゃいました。織家先生の持論は、「プラークが形成され、害があるようになるまでに24時間かかるので、1日1回確実にプラークを除去できればよい」というものでした。実際、プラークが発生して実害をもたらすまでには、細菌が歯に付着しはじめる → 細菌が凝集してくる → 酸ができてくる → 歯を溶かす、という4段階があり、24～48時間かかるといわれています。この時間内にプラークを歯みがきで取りきることができれば虫歯にはならないはずです。

織家先生が高齢で閉院後、私が先生の患者さんを正式に引き継ぎました。今でも織家先生の指導を守っている患者さんが大勢います。患者さんたちは、1日に1回しか歯みがきをしていないにもかかわらず、現在でも口腔内の健康状態が良好に保たれています。こうしたことから、私も、砂糖を控えた食生活と正しいブラッシングができるならば、1日1回の歯みがきで虫歯や歯周病予防ができると実感し、私の歯科医院でも、患者さんに1日1回の歯みがきを推奨しています。1回だけでは不安と思うようであれば、食後に軽く歯みがきやうがいをするように指導しています。

歯みがきの回数を増やすことで、プラークの取り残しは確実に減りますが、一方でみがきすぎは歯や歯肉にダメージを与えます。私は、歯みがきは必要最小限で済ませるべきだと考えます。大事なのは回数よりも、その中身です。

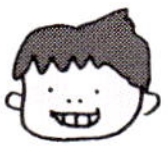

デンタルケア用品　何を選ぶべきか

手でみがく一般的な歯ブラシを筆頭に、電動歯ブラシ、ウォーターピック、タフトブラシ、歯間ブラシ（インターデンタル・ブラシ）、トゥースピック、デンタル・フロス、舌クリーナー、歯みがき剤、洗口液等々（１１０ページ）、口腔ケアの意識の高まりもあって、きわめて多くのデンタルケア用品が市販されています。歯ブラシひとつとってみても、何百種類もあります。これだけ種類が多いと、「どれを買えばよいのか」と迷ってしまいます。

商品の効能書きを読めば読むほどに、一通り揃えたくなりますが、はたして歯みがきをするのにそんなに多くのデンタルケア用品が必要でしょうか。「弁慶の七つ道具」のように、清掃する部位によって、それぞれの専用ブラシを使用されている患者さんがいらっしゃいます。しかし、そうした患者さんを長期にわたり観察させていただくと、多種類の歯ブラシでの手入れは長続きしないようです。特殊な歯ブラシが入手できなくなることも理由のひとつのようです。私はオーソドックスな歯ブラシと歯間ブラシがあれば十分だと考えています。

基本的には、虫歯や歯周病の原因となるプラークの除去さえできれば、どんな製品を使おうとかまいません。しかし、歯科医院で定期的なメンテナンスを受けている方は、絶対に歯科医

これだけは知っておこう

こんなにあるデンタルケア用品

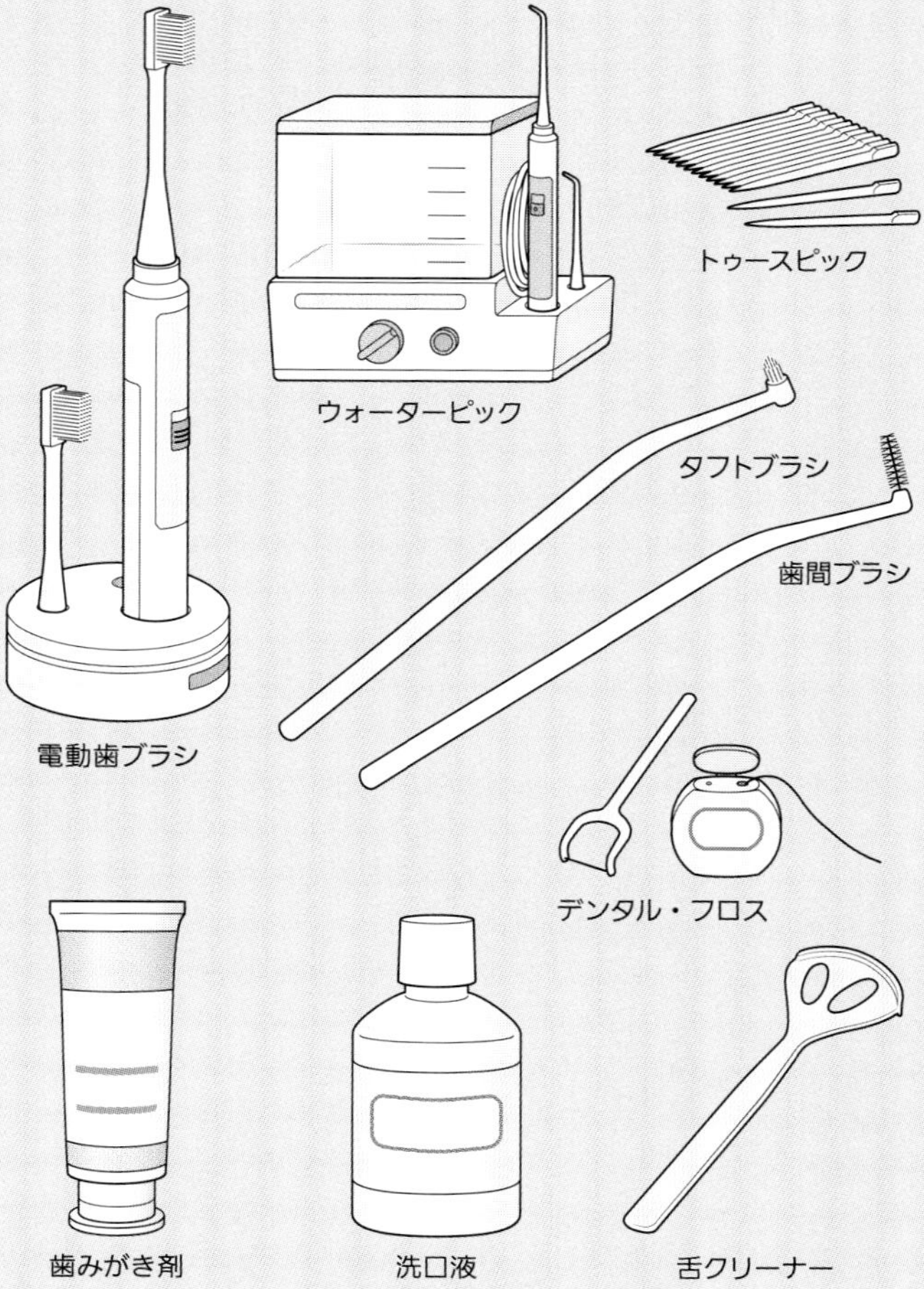

これだけは知っておこう

知っておきたい歯間ブラシの使い方

図１　ワイヤーとナイロンの毛　　柄は10㎝以上あると持ちやすい

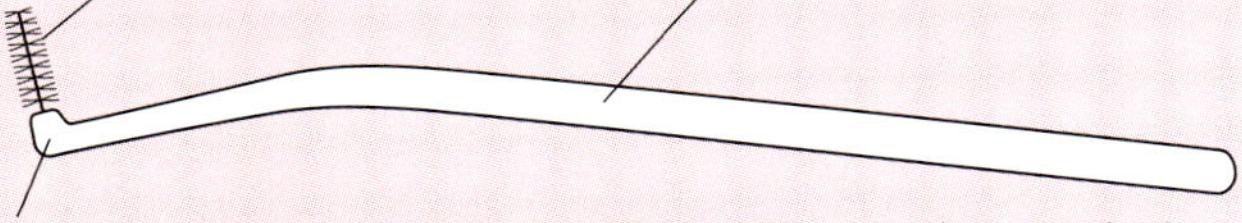

Ｌ字形　Ｌ字形や柄が長いものは、奥歯や内側からみがくときに便利

- 歯間ブラシの植毛部は極細から極太まで、メーカーによって表示は異なるがいろいろあります。歯と歯の隙間に合わせて選びましょう。同一の口腔内でも場所によって隙間は異なり、複数の歯間ブラシが必要となることもあります。サイズ合わせが難しければ歯科医や歯科衛生士のアドバイスを受けましょう。
- 健康な歯肉や、隙間の少ない部位に使用する必要はありません。
- 使い方：歯と歯の間に植毛部を入れ外側から内側へと５回ほど小刻みに動かします。この時バス法（P116～）と同じように歯と歯肉の境目に植毛部をあてます。図２のように両側の歯がみがけるようにハの字みがきをし、内側からもみがきます。
- 歯肉の退縮が著しく、歯根部《しこんぶ》が露出している歯では図３のように上下にも動かしましょう。

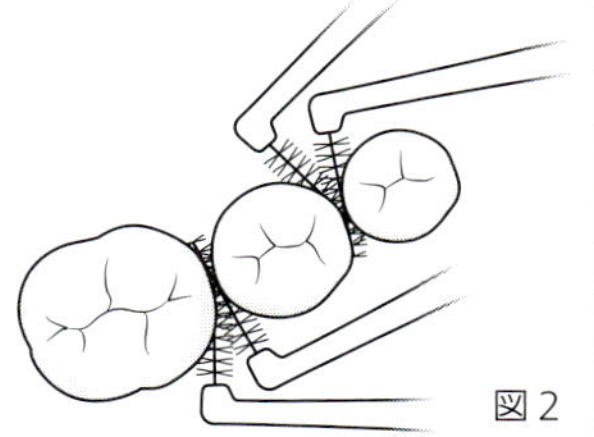

図２

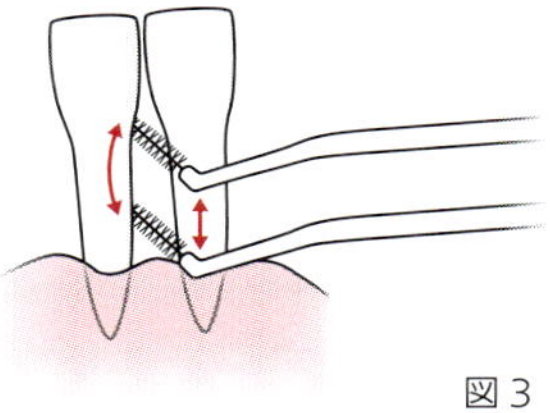

図３

の薦める製品を使用すべきです。

歯科医が薦める歯ブラシ以外を使用していると、歯ブラシの形態によって、プラークを取る方法が異なるため、歯科医の歯ブラシ指導が中途半端になってしまいます。これは本当にもったいない話です。

たかが歯ブラシと思われるかもしれませんが、正しいブラッシングこそが口腔ケアの根幹をなします。口腔ケアに情熱をそそぐ歯科医であればあるほど、歯ブラシの選択には気を遣っています。高い電動歯ブラシなどを売って儲けようというセコいことは考えていません。

歯科医の薦める歯ブラシを使わないということは、歯科医の指導に従わないことに等しい行為です。使用している歯ブラシが違っていると、患者と歯科医とのやり取りはどうしても、ちぐはぐになります。私の歯科医院では、開業以来42年間1種類の歯ブラシだけを使用して、歯みがき指導を続けてきました。この歯ブラシが最良の歯ブラシだと信じているわけではありませんが、42年前に、歯ブラシの特徴を十分研究し、この歯ブラシであれば、数十年後でも立派に通用すると判断して採用しました。今でも別の歯ブラシを患者さんに薦める予定はありません。他の多くの歯ブラシが製造中止になっていますが、この歯ブラシは42年後の現在でも継続して販売されるロングセラー商品です。製造中止になるような歯ブラシでは、患者さんに迷惑をかけることになります。

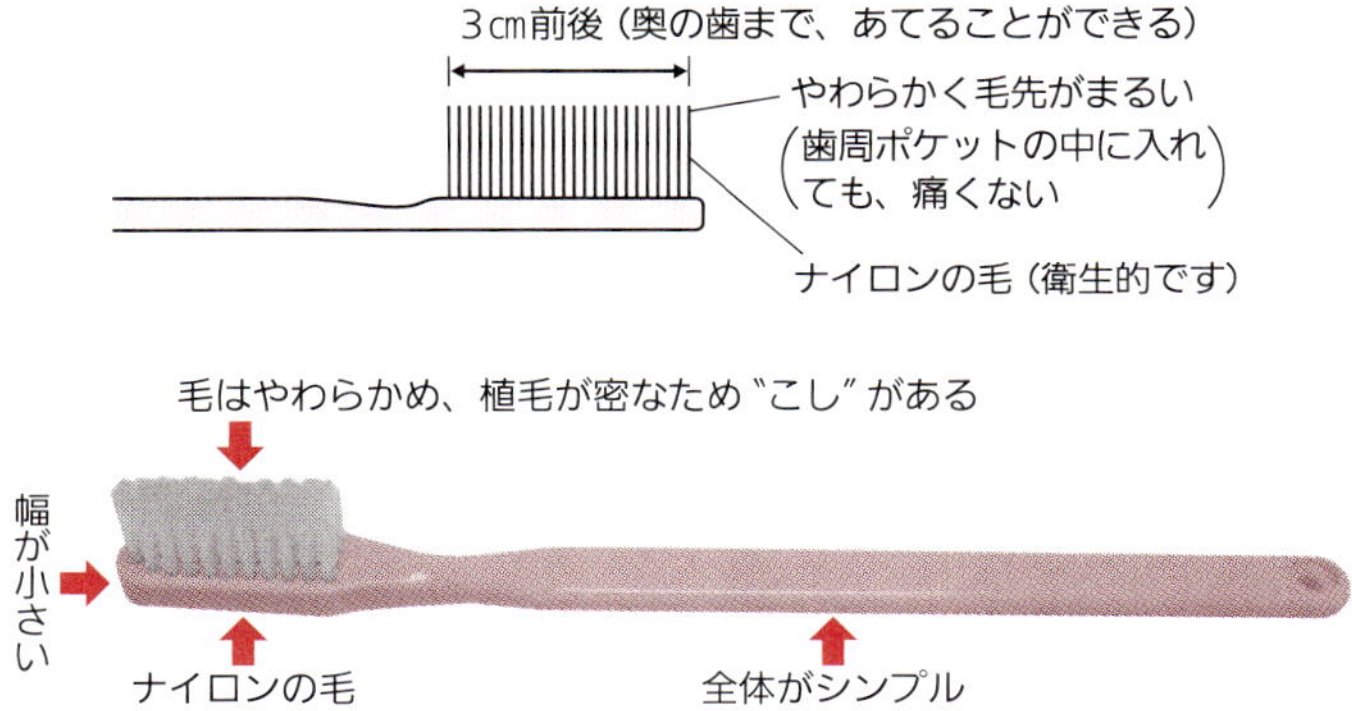

筆者の歯科医院で使用している歯ブラシ

私の歯科医院では、3ヵ月に1回歯周病ケアを受けていただくので、セルフケアについては、無理なく長続きするシンプルな方法を推奨しています。したがって、1本の歯ブラシだけを使用して、プラーク除去すべき部位のあて方を工夫する指導をしています。ただし、歯と歯の間に隙間のある患者さんについては、歯間ブラシの併用を薦めています。

適切にプラークが除去できるのであれば、どの製品を使っても構わないと書きましたが、プロの視点から見て使いやすい歯ブラシは確かに存在します。

歯ブラシの毛はナイロン製が清潔で安心です。毛はできるだけ密になっているものがお薦めです。ブラシの毛が密であると、毛細管現象の力が強く働くので、毛と毛の隙間に入り込んだプラークを含む唾液が、自然に歯ブラシの毛先から根本へと吸い上げられていきます。歯みがきでは歯肉を傷める危険があるので、毛先が丸くて柔らかいものがよいでしょう。私の歯科医院で使用しているＰＨＢというメーカーの歯ブラシはここに挙げたすべての条件を満たしています。

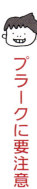

歯みがき剤に含まれるフッ素は虫歯予防に効果がありますが、患者さんには歯みがき剤を使用しないように指示しています。歯みがき剤を使用すると、肝心のプラークが除去できていなくてもスッキリしてしまうため、ブラッシングが雑になりがちです。第４章で説明した「砂糖を極力減らす」日常生活ができていれば、あまりフッ素にこだわる必要はないと考えています。

このほかに、歯みがき剤をお薦めしない理由として、歯みがき剤に含まれている研磨剤が歯を磨耗させる可能性が高くなることと、歯みがき剤を使用すると、使用後必ず洗面所でうがいする必要がありますが、使用しなければ洗面所以外の場所でもブラッシングが可能となります。

歯みがき剤を使わないと歯面《しめん》が着色しやすくなります。着色した場合は、歯みがき剤を少しつけて、歯ブラシでこすってください。柔らかい歯ブラシで軽くこする程度ならば、大きく磨耗しません。しかし、歯並びの悪いところで、凹になっている部分の着色まで取ろうと無理にこすり続けると、凸部が磨耗するので、注意が必要です。

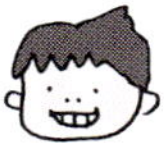

プラークに要注意

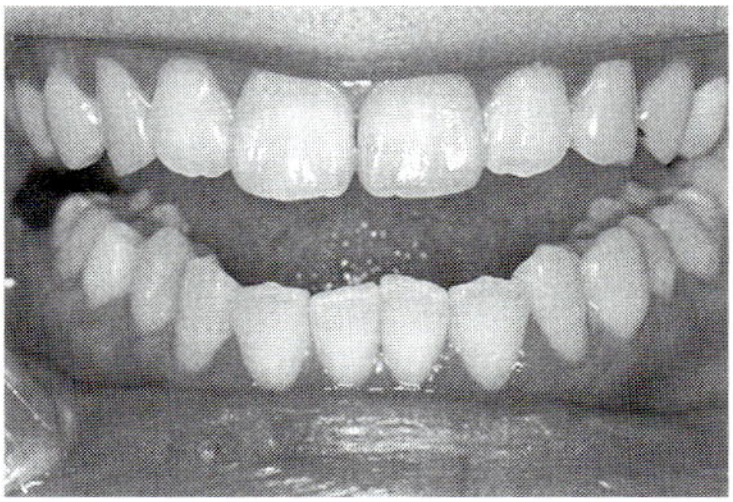

一見きれいにみがけているように見えるが……

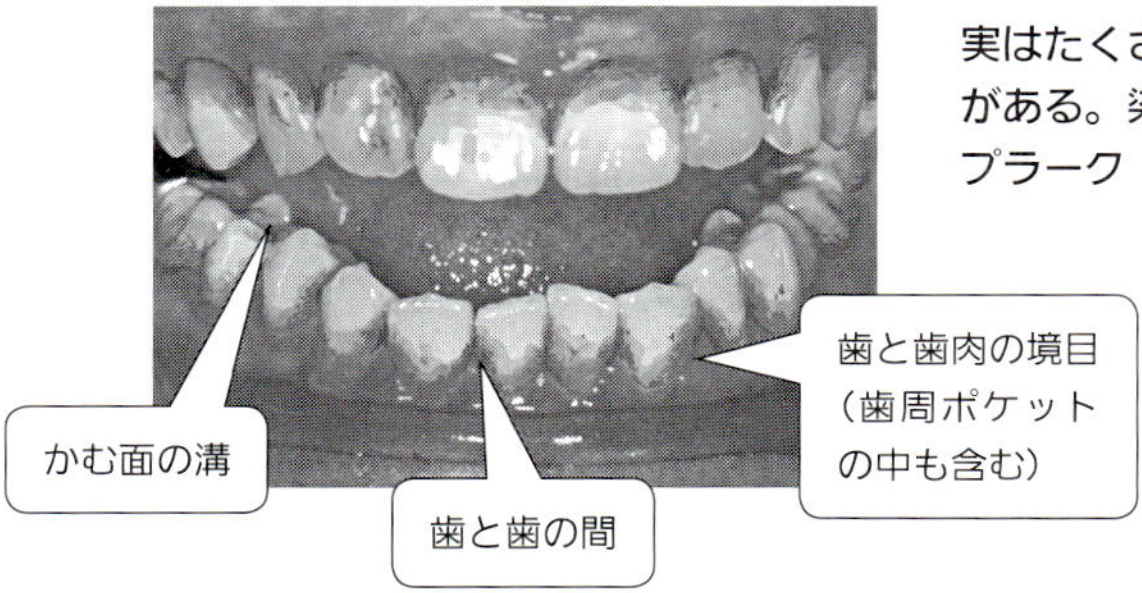

実はたくさんみがき残しがある。染まった部分はプラーク

上の写真を見てください。どこも汚れていないように見えますが、プラークを染め出す液を口に含むと、下の写真のように、プラークのたまったところが染まります。プラークは無色に近いので、たまっていても見落としてしまいがちです。私の歯科医院では、患者さんに3ヵ月に1回定期的に来院してもらい、歯周病ケアをしていますが、その際に、プラークの染色液を使って正しくブラッシングできているかどうかを確認してもらっています。

プラークのたまりやすい箇所とは、

A：歯と歯肉の境目（歯周ポケットの中も含む）

B：かむ面の溝
C：歯と歯の間

です。逆に、プラークがたまりにくい箇所は、凸になった部分、言い換えるとふくらみをもった部分です。この部分は、食事をしたり話をしたりしていると、頬・舌・食物などでこすられて自然に清掃されます。したがって、歯みがきでは赤く染まった箇所を重点的に歯ブラシでみがいてあげればよいのです。虫歯の多くは、A・B・Cの部分に発生し、歯周病は、A・Cから始まります。ブラッシングについてはいくつかの方法がありますが、本書では私の歯科医院で42年間実践している「バス法」に基づくブラッシングについて説明します。

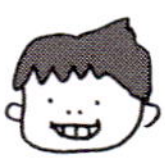

A：歯と歯肉の境目と歯周ポケットの中のみがき方

歯肉が凹んでいる箇所を歯みがきするにはコツがあります。凹んでいるところは歯ブラシの毛先をあてにくいので、図のように、少し斜めに傾けてあててください。この時に歯周ポケットの中もみがくために、軽く押し込むようにします。大きく歯ブラシを動かすと、ポケット内に入った毛先が外れてしまうため、図のように細かく動かします。1ヵ所で10回ほど動かしてください。

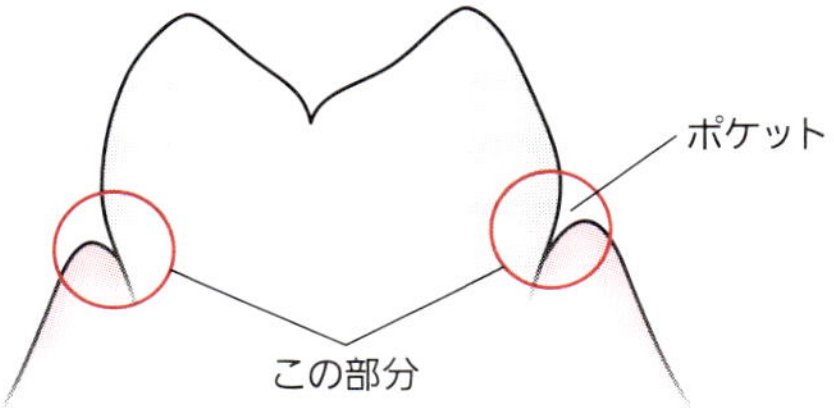

歯と歯肉の境目は、溝になっており、歯周病が進行した場合には、さらに溝が深くなり、プラークがたまりやすくなります。たまったプラークが原因でさらに溝が深くなるという悪循環に陥ります

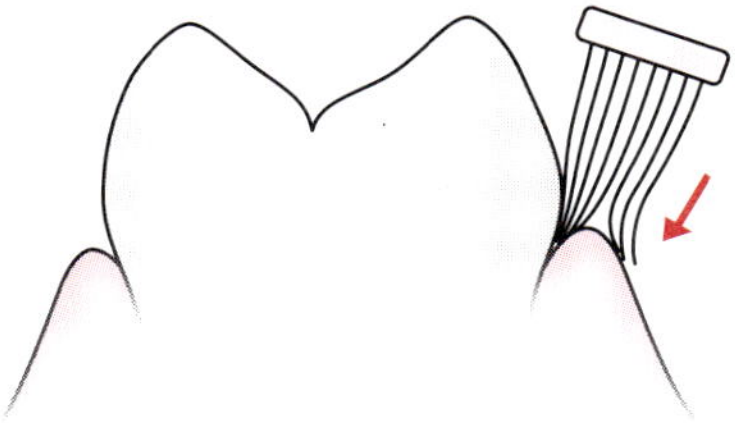

溝にたまったプラークは除去しなければいけません。しかし、歯ブラシを溝に差し込むにも深さの限界があります。したがって、溝を深くしてしまうと、歯周病は進行します

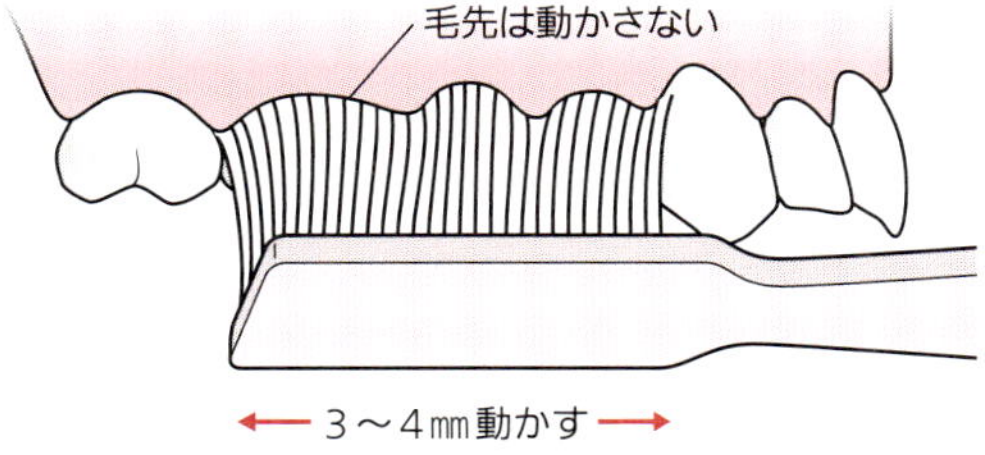

プラークはトロッとした粘着物ですから、軽く歯ブラシでこするだけで除去できます。ブラシの毛先を動かさないようにして、溝に差し込み振動を与えてゆくと、密になった毛の間にプラークが入っていきます

Ａ：歯と歯肉の境目と歯周ポケットの中のみがき方

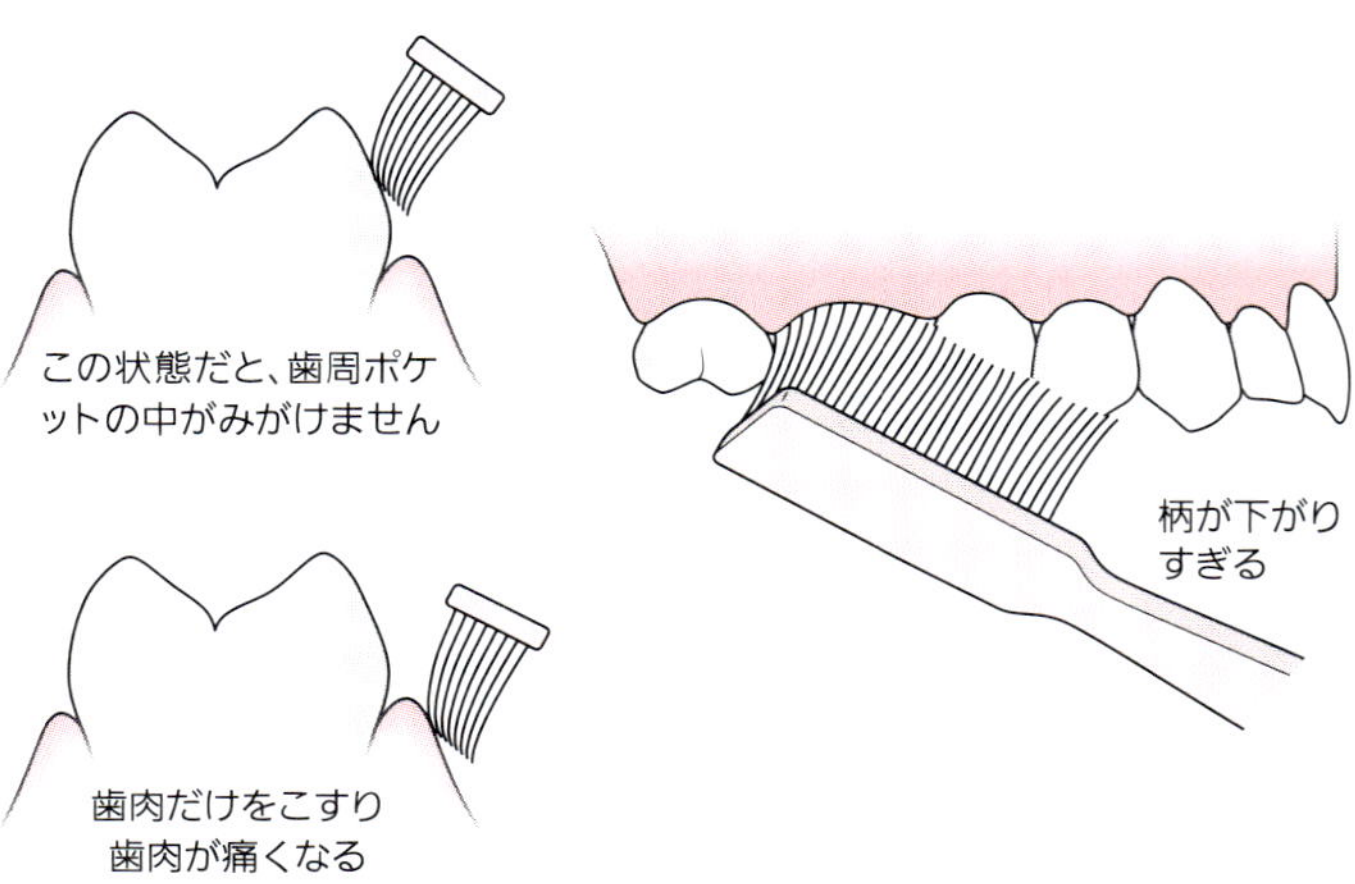

A：歯と歯肉の境目と歯周ポケットの中の誤ったみがき方

みがき残しが出ないように一筆書きの要領で、歯を順番にみがいていくのがポイントです。

×間違ったあて方

口の中は見えにくいので、上図のようなあて方をしてしまうことがあります。これでは、自分ではみがいているつもりでも、プラークを除去できません。

鏡を見ながら、ブラシがきちんとあたっているかどうか確認してください。スピードはゆっくりでかまいません。鏡を見ることなくテンポよくシャカシャカとみがいている人をよく見かけますが、このやり方だと毛先がずれて、肝心の歯のきわとポケットの中をみがき残してしまいます。これは「歯みがき」ではなく、「歯を

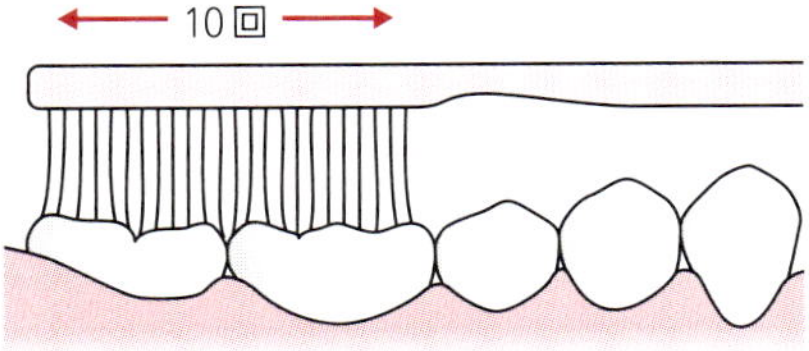

B：かむ面の溝のみがき方

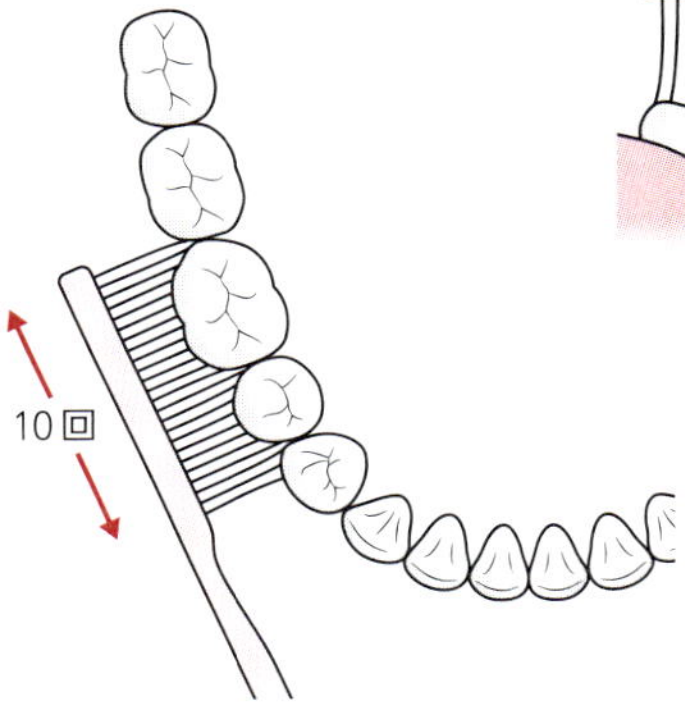

C：歯と歯の間のみがき方

みがいたふり」です。

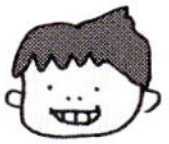

B：かむ面の溝のみがき方

溝の中に差し込むようにして、小刻みに10回ほど、歯ブラシを前後に動かします。大きく動かすと、虫歯になりやすい溝の上を素通りしてしまいます。歯ブラシの毛先よりも細い溝の手入れはできませんが、そこまで心配しなくても、砂糖を減らした生活ができていれば大きな問題になりません。

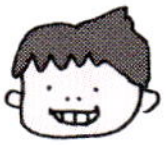

C：歯と歯の間のみがき方

「A：歯と歯肉の境目と歯周ポケットの中のみがき方」で紹介したブラッシングをすれば、歯と歯の間にたまったプラークをある程度除去できます。しかし、患者さんの歯の並び方や形によってはみがき残しが出やすい部分もあります。

歯科医院でプラークを染色した際にみがき残しを指摘された箇所は、歯ブラシを歯面に対し直角にあてて振動させる方法でみがきましょう。直角にあてて圧力をかけると毛が間に入る感じがわかります。その感じを確かめながら10回ほど毛先を移動させずに振動させます。

歯と歯の間の歯肉に炎症がなく、隙間がない場合、歯間ブラシを使用する必要はありません。歯間ブラシを無理に使用すると、歯間部の歯肉をすり減らし、本来ないほうがよい空隙《くうげき》（歯間空隙と言います）を作り、かえってプラークがたまりやすくなってしまいます。

ただし、歯と歯の間の歯肉に炎症があるために隙間がない場合は、放置すると歯周病が進行しますから、歯周病に精通した歯科医の指示に従った手入れが必要となります。

歯と歯の間に隙間のある場合は、歯間ブラシが必須です。歯間空隙にあるプラークは、歯ブラシだけでは除去できないからです。

デンタル・フロスについては、歯の隣接面にある凹部のプラークは除去できないため、私の歯科医院では薦めていません。

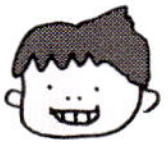

歯ブラシがあたりにくい部分には工夫を

歯をみがく順序にルールはありませんが、一筆書きの要領で連続してみがいてゆくのが効率的です。まずは、本書特別付録の「歯みがきポスター」を洗面所の鏡の横に貼り、みがき残しのないブラッシングを会得してください。

歯ブラシのあたりにくい箇所の清掃をせずに放置すると問題が起きてきます。みがきにくい部分にうまく歯ブラシをあてるには、それなりのテクニックが必要です。イラストを交えて解説しているので、ぜひ参考にしてみてください。

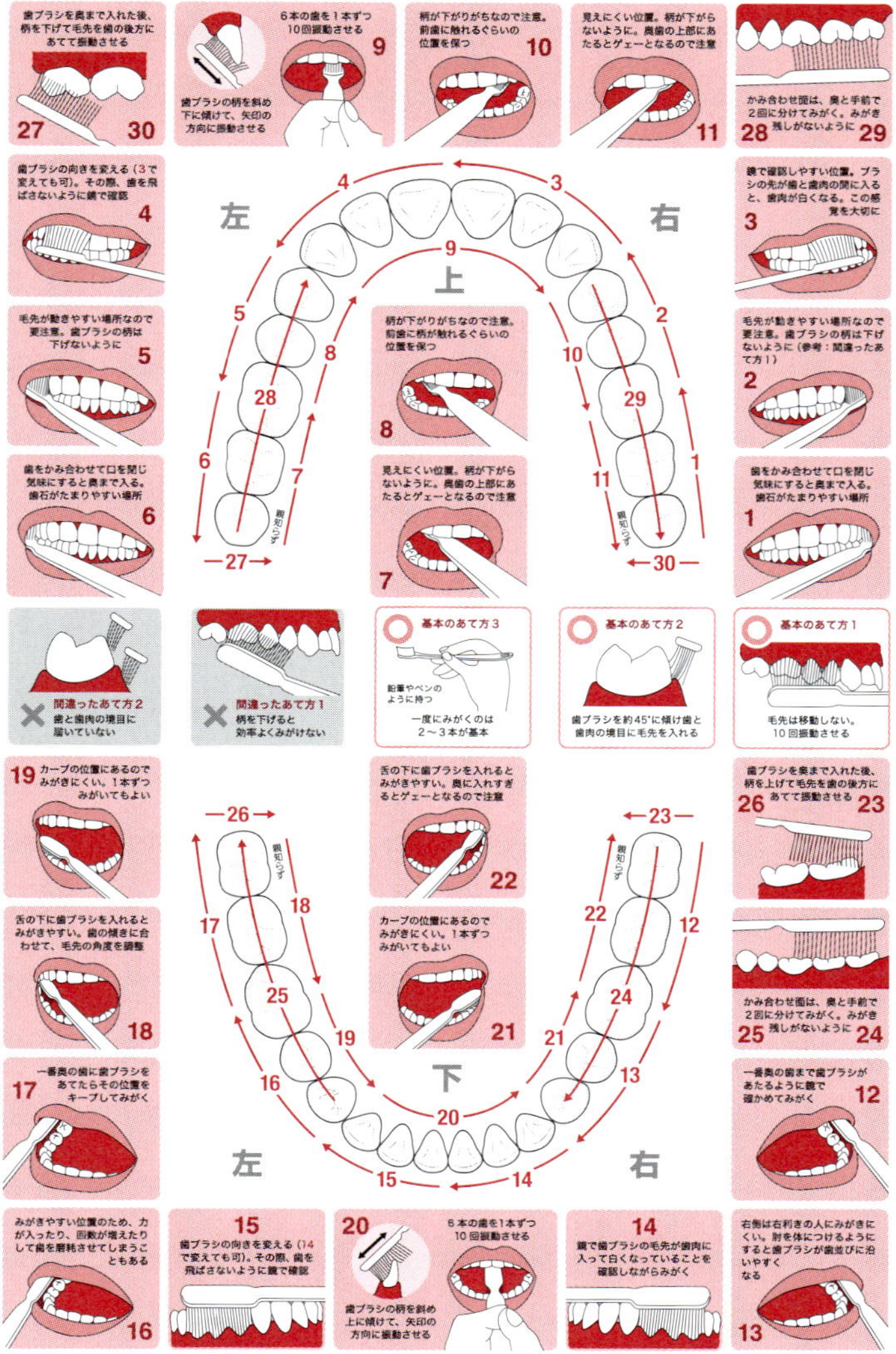

本書特別付録③「歯みがきポスター」

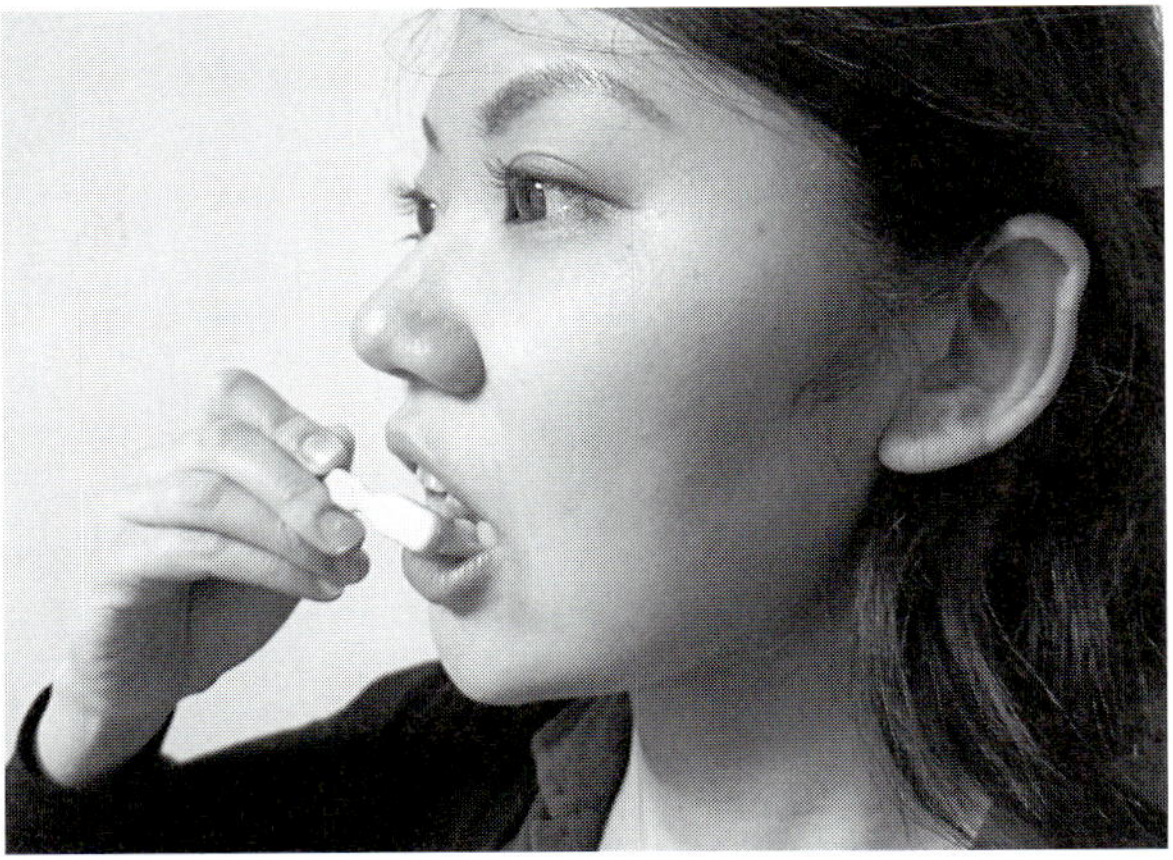

ペングリップ方式でみがけば、歯や歯肉を傷めない

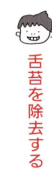

舌苔を除去する

歯をみがき終わったら、最後に舌のケアをしましょう。ピンク色の舌の表面に、白っぽく付着しているものがあります。これは舌苔《ぜったい》と呼ばれ、バイ菌とバイ菌の作ったものが苔《こけ》状に付着したもので、口臭の原因となります。1日に1回歯ブラシで除去します。舌用のブラシも発売されていますが、毛先の柔らかい歯ブラシを使えば、舌を傷つけることなく舌苔を除去できます。

みがきすぎにご用心!

最近はみがきすぎが心配です。宝石をみがくのと同じように、みがけばみがくほど歯は輝いて健

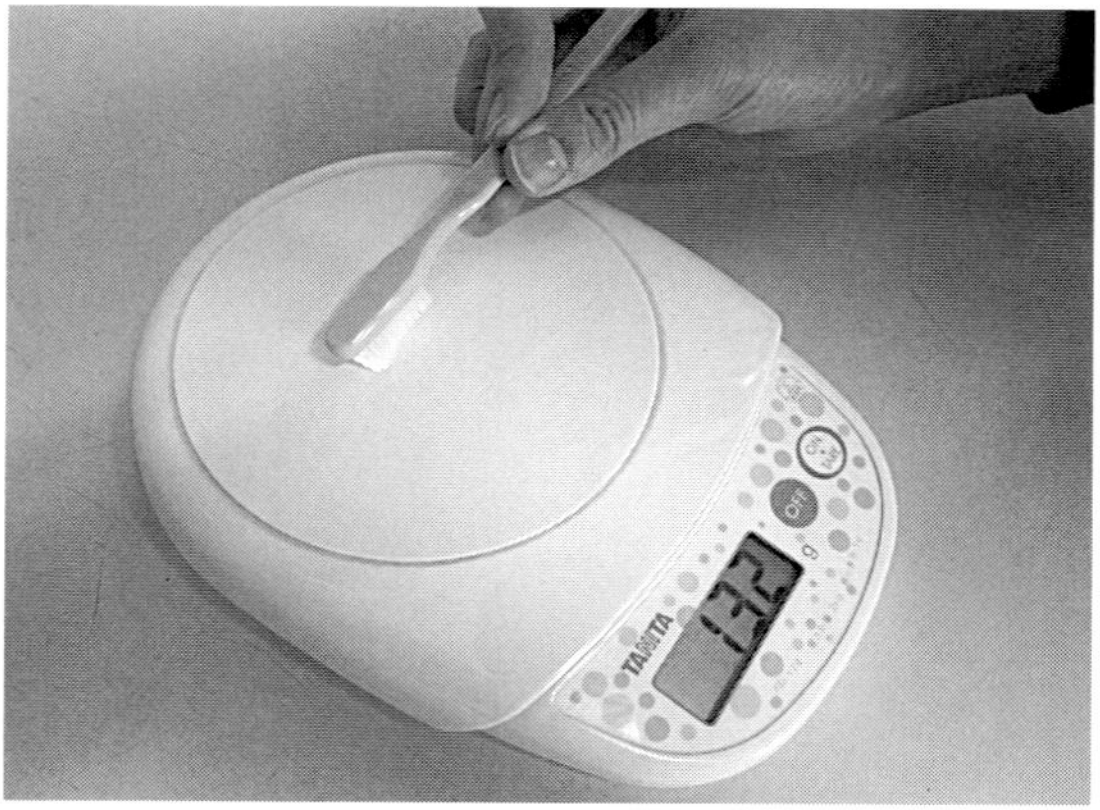

計量用秤があれば、歯にかかる圧力が計測できる

康になると考えている人が少なくありませんが、過ぎたるは及ばざるがごとし、過度のブラッシングは歯と歯肉を傷めます。

昔のように、1日に1回歯みがきをするかどうかの時代には大きな問題になりませんでしたが、昨今のように日に何度もみがく人がいる時代には間違ったブラッシングは深刻なダメージを与えます。

歯ブラシで歯や歯肉をこすりすぎると、歯や歯肉がすり減ってゆきます。すり減ると、審美的にも問題が起きますが、虫歯や歯周病の原因になります。

歯ブラシを押しあてる力には注意してください。過度の力が入らないように、柔らかい毛先の歯ブラシを2本指でペンを持つ要領で持ち（ペングリップ）、軽く歯と歯肉の境に押し込むようにしてみがきます。ペングリップだと少々不安定ですが、かかる力は、100~150gなので、歯や歯肉を傷めません（写真）。

このような弱い力で虫歯の原因になるプラークが取り除けるのか不安に思われるかもしれま

せん。しかしプラークは、お粥《かゆ》のようにトロッとした状態なので、この圧力で十分除去できます。ゆめゆめ歯ブラシで固い歯石まで取ろうと考えてはいけません。歯石を取ろうとして強くみがくと、歯や歯肉が磨耗してしまいます。歯石がたまってしまった場合には、鋭利な専用の刃物を使用して、歯科医院で除去してもらう必要があります。

患者さんの中には歯垢（プラーク）と歯石を混同している方もいらっしゃいますが、２つは別のものです。柔らかいプラークが除去されずに放置されると、やがて石灰化して固い歯石になります。したがって、プラーク除去がきちんとできていれば、歯石はできません。歯石がたまるのは、プラーク除去がうまくできていない証拠です。定期的な歯科医院のケアで毎回歯石を取られている人は、ブラッシングになんらかの問題があると考えたほうがよいでしょう。

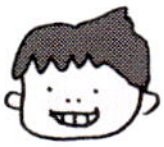

みがきすぎると歯頸部が露出してくる！

みがきすぎは百害あって一利なしです。歯肉はとても薄いので、歯ブラシでこすりすぎると簡単に下がってしまいます。よかれと思ってやっているブラッシングが歯や歯肉を傷めて、虫歯や歯周病の進行を早めかねません。もし台所に計量用の秤《はかり》があれば、試しに普段どおりの力のかけ方で、歯ブラシを秤にあててこすってみてください（前ページの写真）。恐らく秤の値は200g以上になり、場合によっては500gぐらいになるかもしれません。この強さで、1日に3回もみがいていたならば、歯と歯肉はあっという間にすり減ってしまいます。研磨剤の入った歯みがき剤を併用していれば、すり減り方はさらに顕著になります。こうした歯みがきを続けていると、知覚過敏症にもなりやすくなります。

歯肉が下がる原因はもうひとつ考えられます。TCHです。歯を支えている歯槽骨《しそうこつ》は、非常に薄い骨です。特に前歯部の唇側《しんそく》の歯槽骨は、歯根が透けて見えそうなほど薄いものです。1日に数時間も上下の歯が触れている癖がある人では、歯が絶えず揺すられるために、薄い歯槽骨が溶けてゆきます。歯槽骨が下がると、内部の支えを失って、歯肉も下がってゆきます。

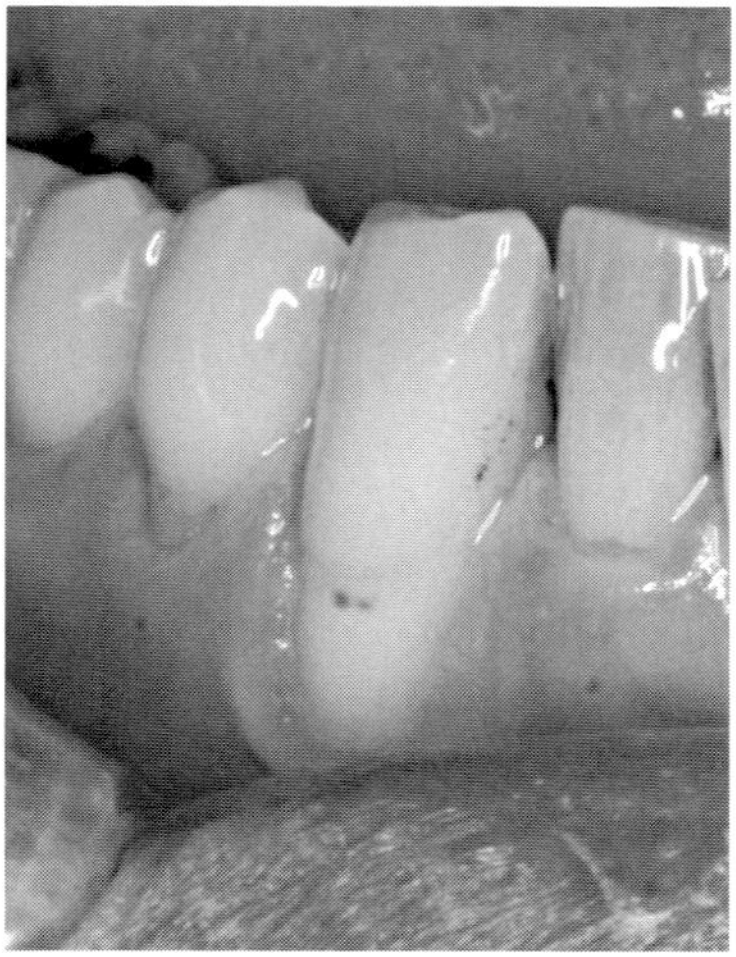
歯槽骨が溶けると歯肉が下がり、象牙質やセメント質が露出する

ブラッシングで歯や歯肉を傷めてしまうと、象牙《ぞうげ》質《しつ》が露出してきます。象牙質がむき出しの状態になると、外部からのわずかな刺激がストレートに神経に伝わるため知覚過敏になりやすくなります。歯ブラシが触れただけでツキーンと痛む、息をするだけでしみることもあります。いったん知覚

過敏になると、もとの状態に回復するのには時間がかかります。

知覚過敏の状態になると歯ブラシがあたっただけでも痛むので、歯ブラシを歯に満足にあてられません。こうなってしまうとプラークはたまる一方です。バイ菌の集まりであるプラークが付着したままの状態では、いつまで経ってもしみるのも治りませんし、象牙質はすぐに虫歯になってしまいます。このような状況に遭遇したならば、少々しみても、柔らかい歯ブラシを軽くあててプラークを完全に除去することで、次第に知覚過敏の症状は治まります。なお、歯《し》頸部《けいぶ》が露出した歯のみがき方は、特別な工夫が必要です。

この段階で、歯科医院で「しみるのをなんとかして」と大騒ぎすると、神経を取る根管治療をされてしまいます。一気にしみなくなりますが、大きく治療された分だけ歯の寿命は短くなる可能性が高くなります。私からみれば、本当にもったいない話です。

知覚過敏にならない場合でも、歯ブラシでのこすりすぎを続けていると、象牙質の表面に凹みができてきて、プラークがたまりやすくなり、虫歯になってしまいます。

このように歯ブラシで強くみがくことは、大切な歯を失うことにつながります。

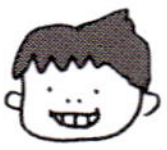

「白い歯は健康」という幻想にとらわれない

歯は年齢とともに少しずつ黄ばんできます。私は木の年輪のように、生きてきた証しだと思っています。１００歳まで自分の歯を使おうとするならば、歯は白くなくてはいけないという幻想にとらわれてはいけません。したがって、一部の歯科医院では薬品で歯を白くするホワイトニングを行っていますが、私はお薦めしていません。もちろん、私もそのような処置を受ける気持ちはありません。

ホワイトニングの薬で歯が傷むことはないという歯科医がいる一方で、傷むという歯科医もいますが、変化の起こる薬品で処置すれば、通常では考えられない化学反応が起きて当たり前です。

年をとっても最後まで自分の歯を使いたいと望むのであれば、そのような評価の確立していない審美的な治療は極力避けるべきです。

第6章

自分の歯を残すための
4つの生活習慣 その4

3ヵ月に1回
歯周病管理のために
歯科医院に通う

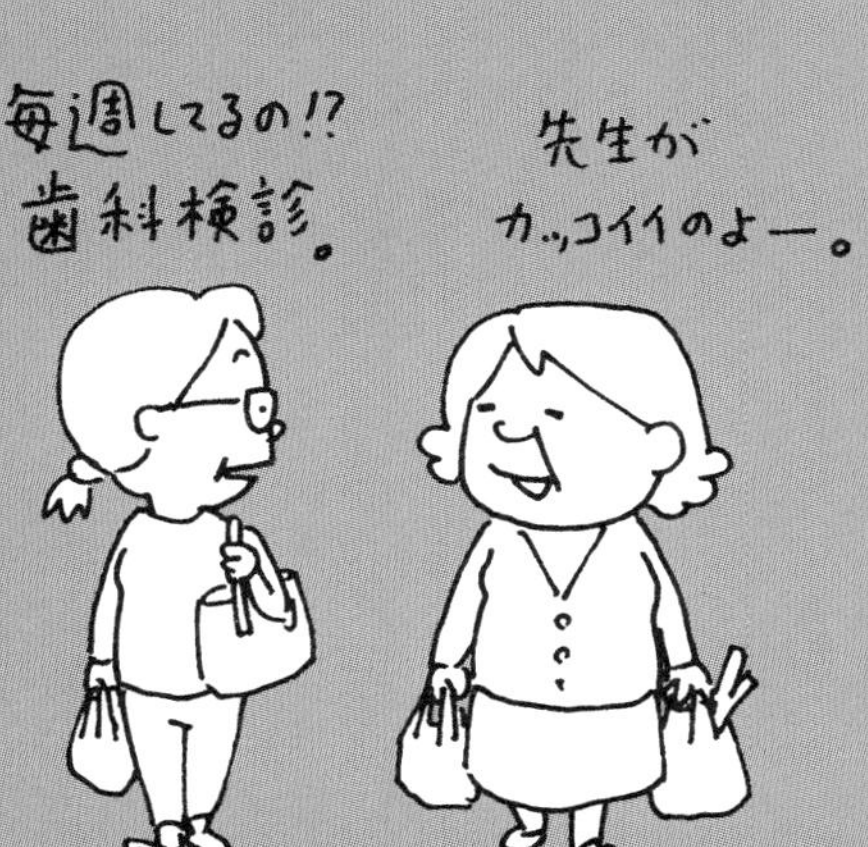
毎週してるの!?
歯科検診。
先生が
カッコイイのよー。

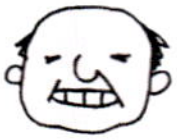

多くの人はセルフケアだけでは自分の歯は守れない

「歯の接触時間を減らす」「砂糖を極力とらない」「1日1回正しい歯みがきをする」というセルフケアだけで口腔《こうくう》内の健康管理が可能となるのは、少なくとも、1本も抜歯されておらず、すべての歯の歯周ポケットが2㎜以内に維持されている人です。

それ以外の人々は、死ぬまで自分の歯を残そうと思ったら、セルフケアだけでは不十分です。安静にしていれば、いずれ症状が治まる風邪や胃腸炎などと違って、虫歯や歯周病は歯科医による治療や口腔ケアを受けなければ、症状は悪化の一途をたどります。しかも虫歯も歯周病も状態がかなり悪くならないと自覚症状が出ないため、気付いた時には抜歯やむなしというケースが少なくありません。

自分では口腔内のすべてを観察することができませんし、そもそも素人に虫歯や歯周病の早期発見は不可能です。死ぬまで自分の歯を残そうと思ったら、信頼できる歯科医院で定期的にケアを受けなくてはなりません。セルフケアとプロフェッショナルケアの両輪が揃って、はじめて「100歳まで自分の歯を残す」という目標が達成できるのです。

歯周病は、別名サイレント・ディジーズ（静かに進行する病気）といわれるとおり、普段は

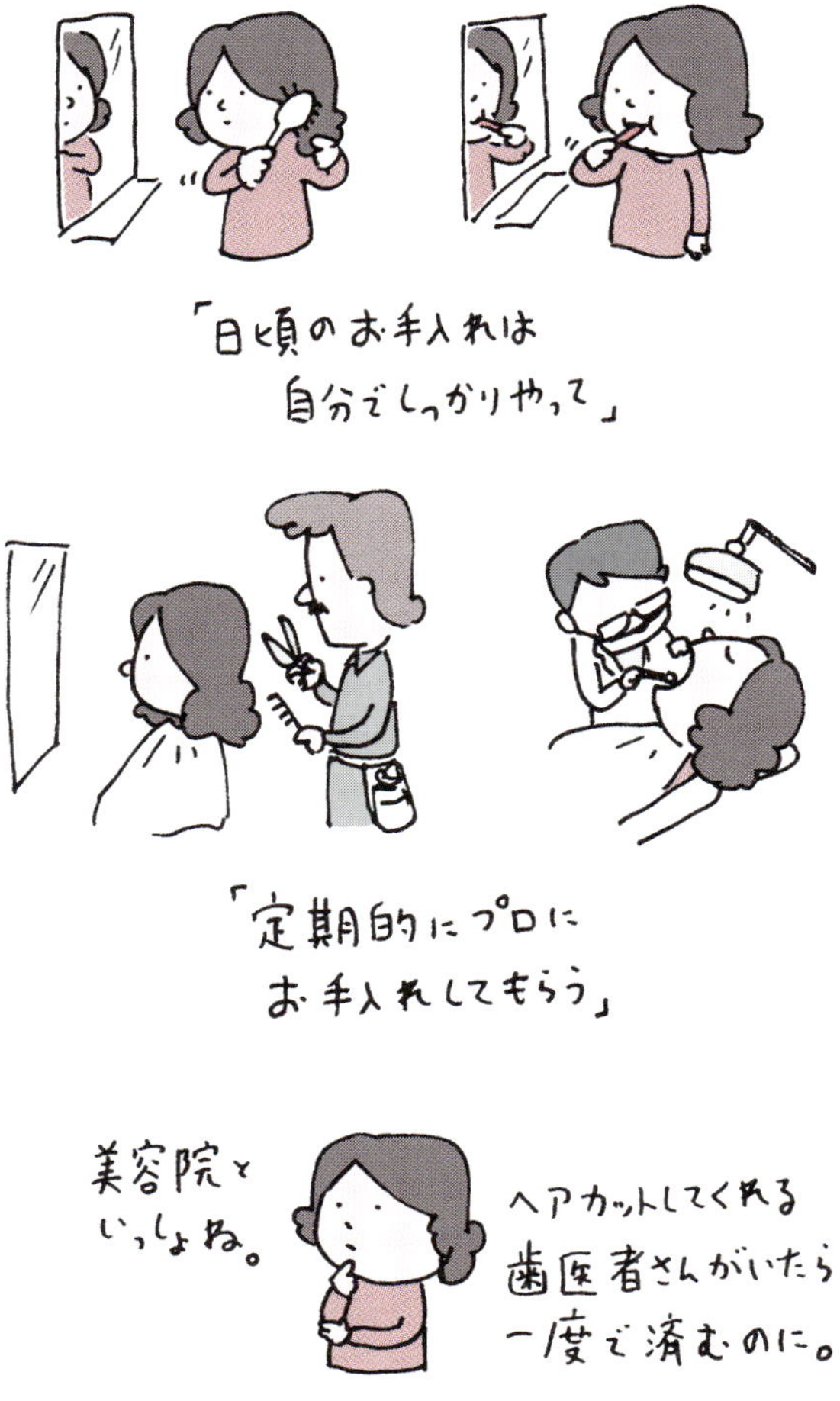
「日頃のお手入れは
自分でしっかりやって」
「定期的にプロに
お手入れしてもらう」
美容院と
いっしょね。
ヘアカットしてくれる
歯医者さんがいたら
一度で済むのに。

ほとんど症状がありません。体の抵抗力が落ちた時だけ、歯肉《しにく》が腫《は》れるといった症状が出現します。したがって、歯科医院でX線撮影や歯周ポケットの深さを測定しない限り、患者さんが歯周病の進行に気付くことはまずありません。しかも、自覚症状が出てきた時には、歯の動揺が増大し、歯肉の腫れを繰り返し、口臭が出るという歯周病末期になっていることが多いのです。発見はしたものの、抜歯以外に治療の選択がないという患者さんも少なくありません。したがって、歯周病治療と予防には、どうしても歯科医による定期的な診断・管理、すなわちプロフェッショナルケアが必要となります。

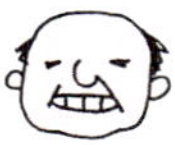

歯周ポケットが6㎜になると抜歯される

歯周ポケットの深さが３～４㎜以上あると、セルフケアだけだと、年齢とともに歯周病は進行していきます。進行の度合いはX線撮影と歯周ポケット測定で確認できます。抜歯の目安となるのが歯周ポケットの深さです。

多くの歯科医院では、歯周ポケットが６㎜になった途端に、問答無用で抜歯をするよう患者さんに迫ります。大学病院でさえも抜歯を薦めるようです。これには理由があります。６㎜の歯周ポケットを放置すると、その後、一気に歯周ポケットは深くなり、歯槽骨《しそうこつ》が溶けていきます。歯槽骨がやせ細っていくと、歯を支える力は弱り、インプラントを埋め込むこともできなくなります。そこで多くの歯科医は、歯槽骨を失う前に抜歯することを薦めるわけです。

しかし、６㎜の深さでも、歯を支えている歯槽骨が十分にあれば、歯がぐらつくこともありません。かなり深刻な状態ですが、歯周病治療に精通した経験豊富な歯科医による治療を受けられれば、それ以上の進行を止めることも不可能ではありません。

いずれにせよ「歯周病ポケット６㎜＝抜歯」を金科玉条のようにしている歯科医が多いので、歯を抜かれないようにするためには、どの歯の歯周ポケットも６㎜以上の深さにしないことが重要です。

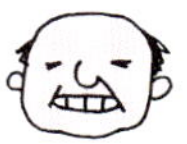

歯周ポケットの深さは２㎜を生涯維持する

３〜４㎜の歯周ポケットがある場合には、たとえ歯周病の症状がなくとも、歯周病管理ができる歯科医院を見つけて、プロフェッショナルケアを受けることをお薦めします。なぜならば、歯周ポケットの深さが３〜４㎜になっていても、歯を支えている歯槽骨はあまり破壊されていないことが多いからです。この時点で、セルフケアでは除去できないプラーク除去目的のプロフェッショナルケアを受けることで、たとえ歯周病の初期症状があっても、歯肉の炎症がなくなり、腫れが引くことで、歯周ポケットの深さを2㎜以下に戻すことが可能です。

2㎜以下の深さになれば、毛先の柔らかい歯ブラシを歯周ポケットに差し込むようにブラッシングするだけで歯周病のセルフケアができるようになります。セルフケアで良好な状態を維持し、定期的に歯科医がチェックする。これができれば、その後の歯周病の進行を確実に食い止めることができます。

30～40代では、自覚できる口腔内のトラブルを抱えていないため、あえて歯周病予防に投資する価値を見出せないかもしれません。しかし、この年代からプロの口腔ケアを受けていれば、非常に高い確率で自分の歯を生涯残すことができます。歯周病に関しては、ここで「気付き」を起こせるかどうかで、道が2つに分かれることになります。

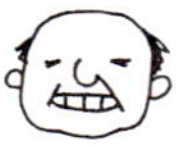

プロにしかできない歯周ポケットの管理

プロフェッショナルケアの一番の目的は、セルフケアでは手入れできない歯周ポケットの管理です。時間の経過とともに、歯周ポケット内にプラークができ、歯周病の原因菌の数が増えると、歯周ポケット内の粘膜に潰瘍《かいよう》ができ、歯周ポケットがより深くなり、歯周病が進行していきます。

これだけは知っておこう

歯周病の進行

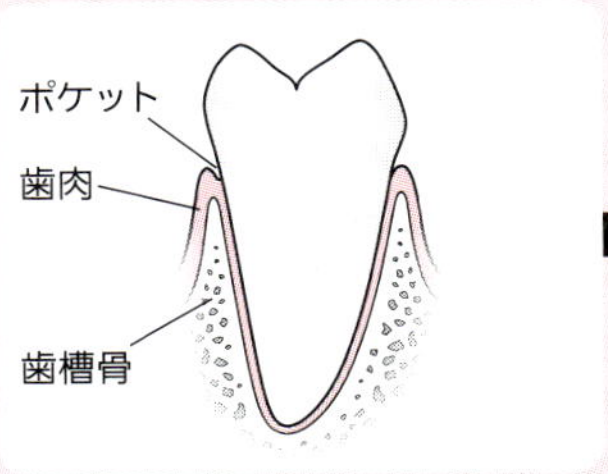

健康な歯周組織

臨床では、２㎜までのポケットを健康な状態と判断しています。出血のない引き締まった歯肉、破壊されていない歯槽骨。この状態を維持できれば、何歳になっても抜けたりはしません

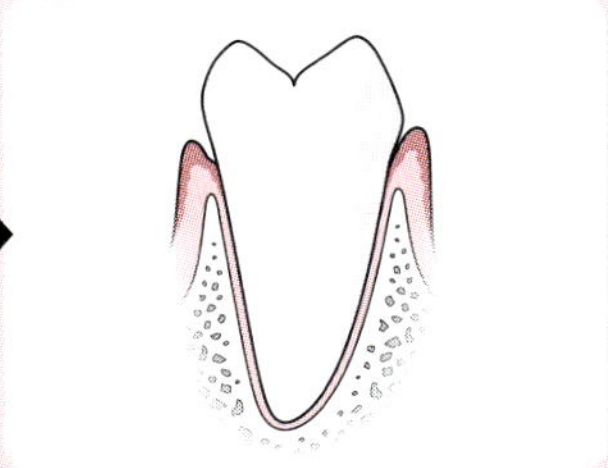

歯肉炎

臨床では、３～４㎜のポケット。プラークの影響で、歯肉に炎症が起き、腫れて出血しやすい状態ですが、歯槽骨は減っていません

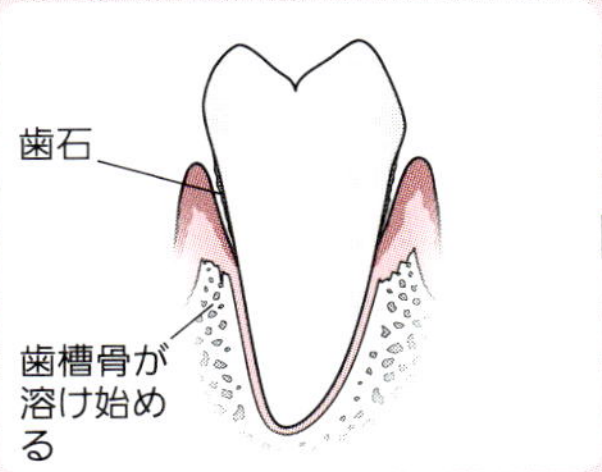

歯周炎

５㎜以上のポケット。歯肉の腫れ、出血、排膿《はいのう》が増えますが、痛みはほとんどありません。歯石がポケット内に付着します。ポケットが深くなるにつれて、歯槽骨が破壊されて歯が動揺します

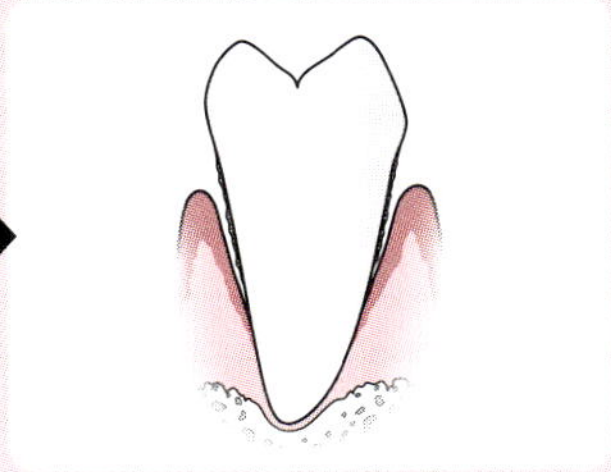

重症化

症状が進むと歯槽骨はさらに破壊されます。頻繁に歯肉が腫れたり膿《うみ》が出たりします。歯が上下に動揺するようであれば歯槽骨は根の先まで消失している可能性が高いでしょう

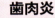

歯周病を引き起こす主な起炎菌《きえん》は、空気のないところに好んで繁殖する嫌気性菌《けんきせい》です。したがって、歯周ポケット内に新鮮な空気を入れたり、水で洗浄するだけでも一時的に菌の数は減り、良好な結果が得られます。

最近、特別な消毒液を注入すると完全な除菌ができると宣伝する歯科医院があります。体に害がないとされる消毒液を歯周ポケットに注入して、一時的に無菌に近い状態にする処置ですが、遊離細菌をなくすだけで、プラークの中まで無菌にできるわけではありません。この消毒液を使っても、口腔内全体を無菌にできるわけではなく、時間の経過とともに、菌数はもとの状態に戻ってしまいます。特別な消毒液と水で洗浄する違いは何かというと、菌数がもとの状態に戻るまでの時間差だけです。

大事なのは、歯周ポケット内の起炎菌の数をコントロールして、問題が起こらない状態を長く保つことにあります。完全な除菌ができない以上、時間の経過とともに菌数が増えていくので、定期的に来院してもらい、問題が起きる前に、歯周ポケット内のプラーク除去と洗浄で菌数を減らします。これを繰り返していくことで、歯周病の進行を食い止めます。

それでは、どのくらいの間隔で歯周ポケット内の清掃をすれば、歯周病の進行を食い止め、口腔内環境を改善できるのでしょうか。私の歯科医院では、38年前から試行錯誤を繰り返した結果、急性症状のある時は、短期に歯周ポケット内洗浄を繰り返したほうがよく、慢性期で

これだけは知っておこう

歯周ポケットの深さを測定する方法

歯と歯肉の境目にある溝の深さを、プローブという器具を使用して測定します。１本の歯でも測定箇所によって深さが異なるため、数ヵ所測定します。数値が大きい箇所は、歯槽骨が減っている可能性があります。一般に、測定値の約２㎜下に歯槽骨があります。深い部位を測定した時には、必ずプローブを消毒しなければいけません。そうしないと、次に測定する浅い部位に歯周病菌を植え付けてしまうことになります。

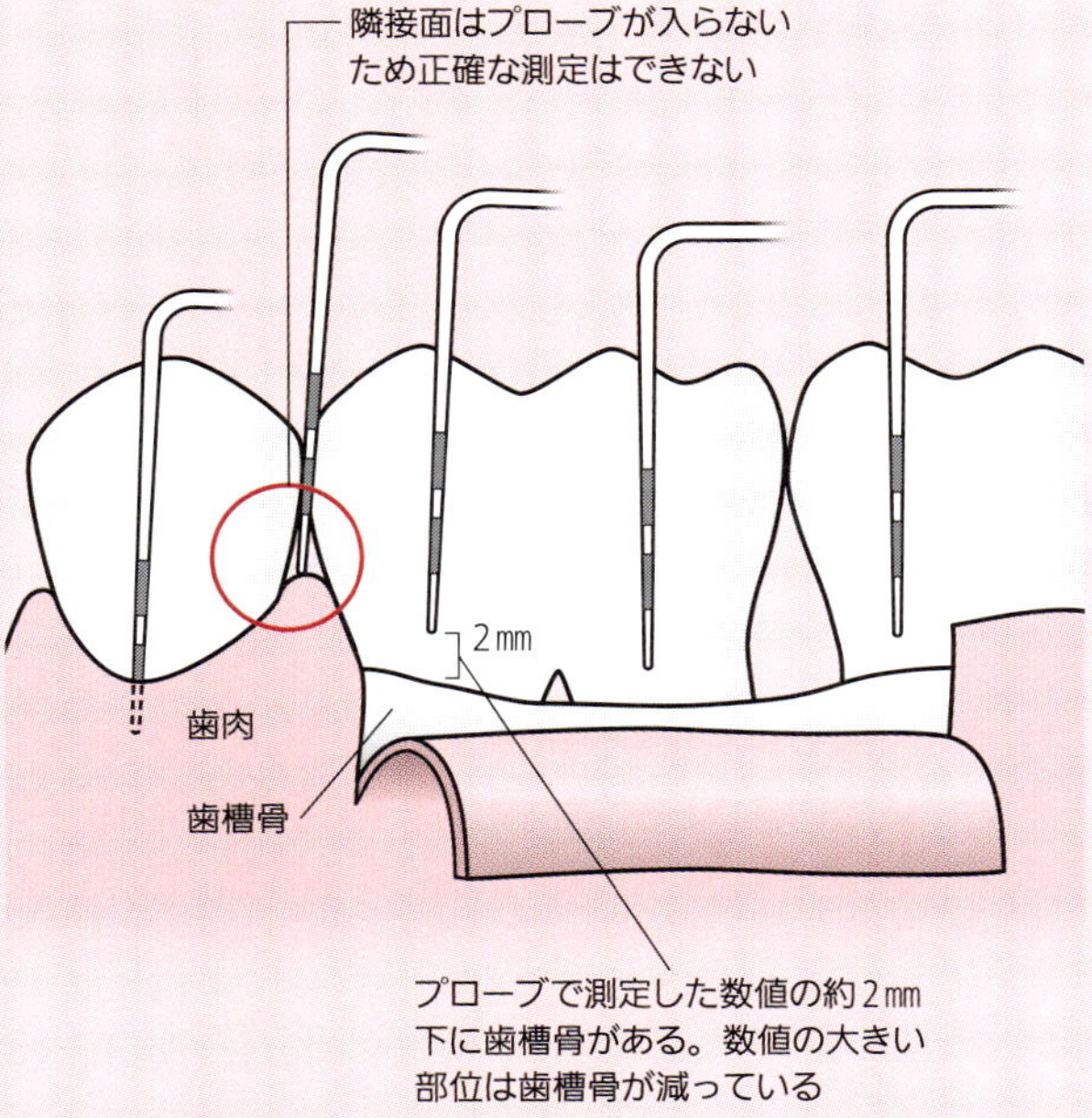

プローブで測定した数値の約２㎜下に歯槽骨がある。数値の大きい部位は歯槽骨が減っている

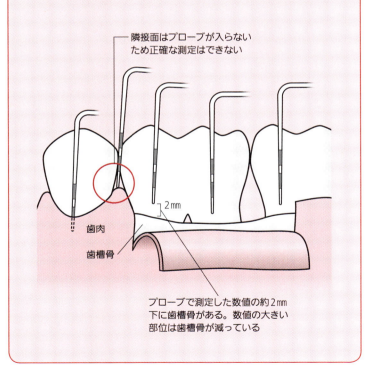

隣接面はプローブが入らないため正確な測定はできない

は、最長3ヵ月ごとに管理すれば、それより頻繁に管理するのと大きな差異がないことがわかりました。したがって、現在では、患者さんには3ヵ月ごとのプロフェッショナルケアを受けていただいています。

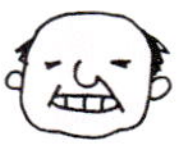

プロフェッショナルケアは、研磨ではない

この本が最初に出版された2013年からの6年間で、300件以上の問い合わせがあり、100件以上の医療相談（有料）を担当しました。相談の中には、抜歯を薦められてもやむを得ない症例もたくさんありましたが、その歯科医院に通わなければずっと使用できたと推測される歯を抜かれてしまった症例もたくさんありました。まさに、歯を失う始まりは、歯科医の「抜きましょう」というご託宣《たくせん》だったという症例です。

そのような医療相談の結果から、歯科医院の選択を間違うと、歯科医院に3ヵ月ごとに通うことが生涯自分の歯を残すためではなく、皮肉にも歯を失う機会を作っている可能性もあることに気付きました。

定期的に歯石除去や歯のクリーニングを提供する歯科医院が増えていますが、研磨中心のケアは受けるべきではありません。研磨剤の入った歯みがき剤をつけて、歯科医院専用の電動歯

これだけは知っておこう

歯周病の治療法（歯周ポケット３～４㎜）

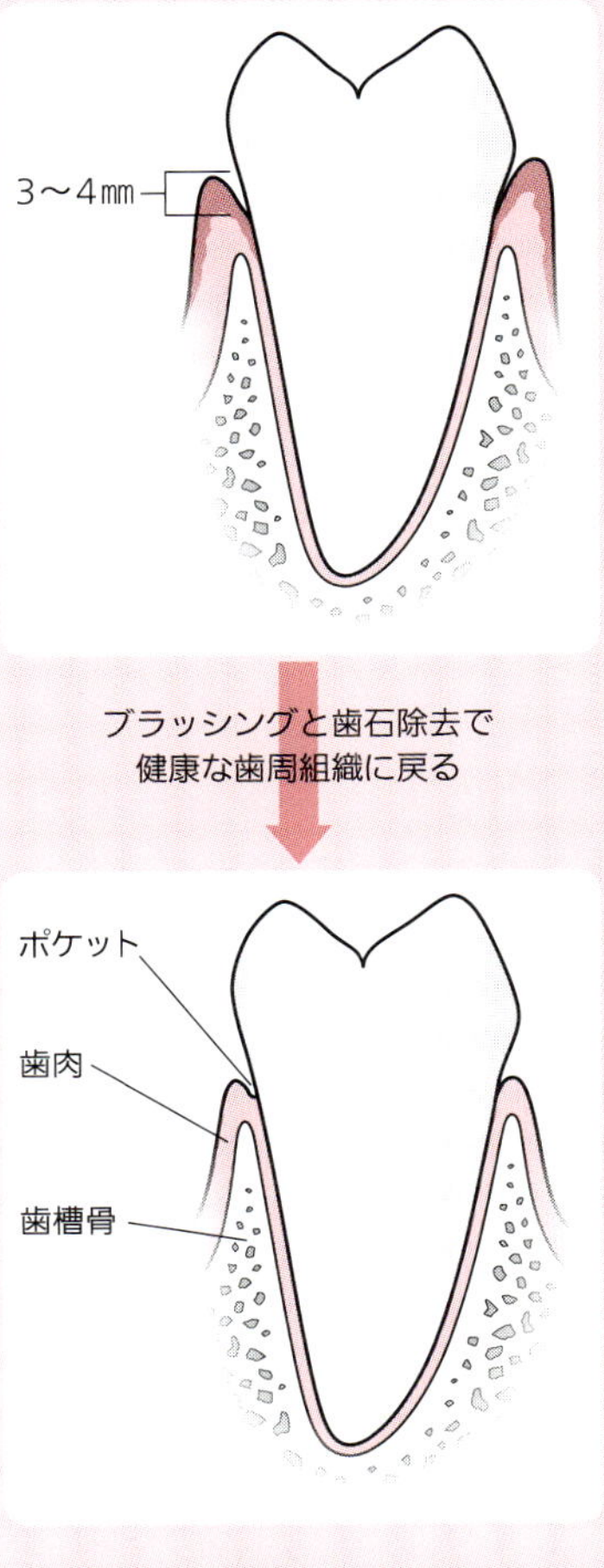

ポケットの深さが３～４㎜という歯肉炎の段階であれば、まだ、歯槽骨は減っていないため、ポケット内に差し込むブラッシングと適切な歯石除去を受ければ、ポケットの深さは２㎜以下になります。ポケットの深さが２㎜以下になれば、セルフケアが可能になり、これ以上ポケットを深くせずに済みます。ただし、セルフケアだけではどうしてもケアできない箇所があり、３ヵ月に１回程度のプロフェッショナルケアが必要となります。

ポケットが３～４㎜の歯肉炎の段階で、「このままでいると大変なことになる」と気付くかどうかが、自分の歯を生涯使用できるかどうかの分岐点になります。

ブラシで研磨したり、化学薬品を使って歯の汚れを取り、漂白するホワイトニングを行っている歯科医院が少なくありません。こうしたケアを長期に受け続けると、歯の表面が傷んだり磨耗したりします。また、乱暴な歯石除去を受け続けると、毎回歯を引っ張り上げる力が加わるため、次第に歯がグラつくようになり、早期に抜けてしまいます。

歯や歯肉をすり減らさない程度に、セルフケアでは取れない着色部位（ステイン）やセルフケアでみがき残したプラークを研磨してもらう必要はあります。したがって、研磨は必要最小限に慎重に行わなければなりません。特に、歯肉が下がり、露出した歯の根（歯根部《しこんぶ》といいます）は柔らかいので、研磨には注意が必要です。

自分の歯が真っ白になると、スッキリした気分になり、歯周病の管理もされていると思ってしまいますが、これは大きな間違いです。歯周病を管理するための研磨と歯を白くする研磨は、見た目には同じですが、長い年月が経つと、大きな差となって現れます。

真のプロフェッショナルケアを行っている歯科医院では、来院ごとに歯科医が顎関節《がくかんせつ》のチェックや口腔内の診査を行い、現在困っていることの訴えを聞いてくれます。知らず知らずにやっているＴＣＨを早期に見つけ、歯周病の重症化を未然に防ぐために、顎関節の診査はとても大事です。また、歯科衛生士は、現在の手入れでプラーク除去できていない部分を指摘して、改善方法を指導します。

これだけは知っておこう

歯周病の治療法（歯周ポケット５㎜以上）

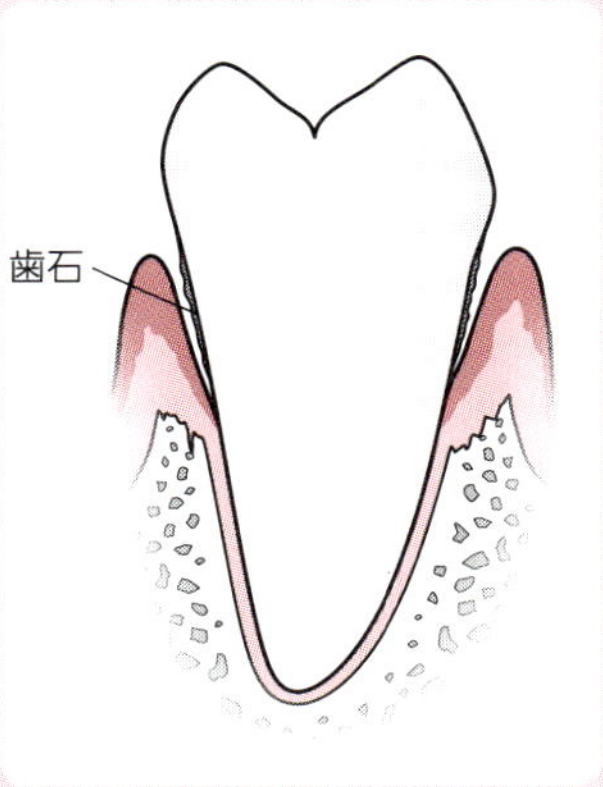

セルフケアとプロフェッショナルケアが適切になされると

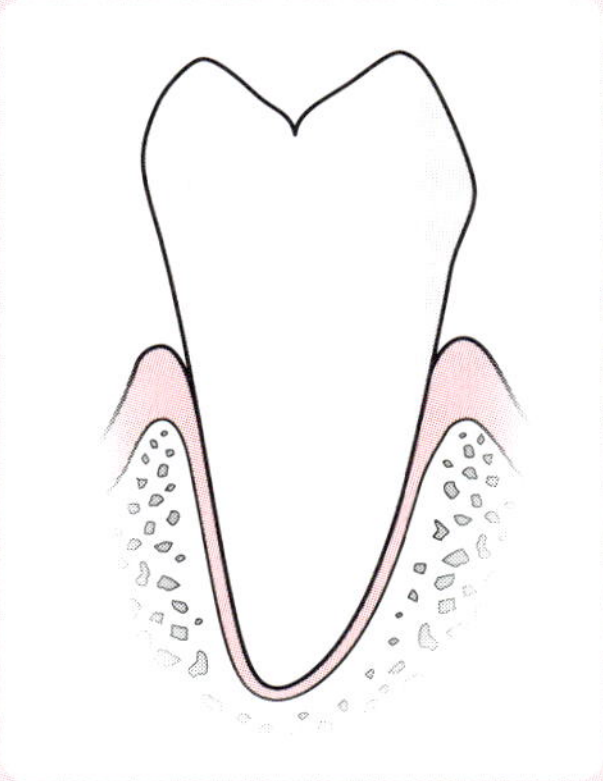

深さ５㎜以上のポケットになると、深さに応じて歯槽骨が上部から喪失します。歯槽骨はだいたい、ポケットの深さ＋２㎜の位置にあります。ポケット内に差し込むブラッシングと歯石除去に加えて、ポケット内に棲む細菌叢《さいきんそう》を除去・消毒する処置を定期的に行います。左右に動揺する歯の場合には、隣接歯と連結して動揺を止めることとＴＣＨの是正が必要です。上下に動揺する歯は、多くの場合９㎜以上のポケットがあり、予後が悪く、抜歯はやむを得ません。セルフケアとプロフェッショナルケアで管理すれば、減った歯槽骨は回復しませんが、歯肉の炎症は治まり、ポケットは浅くなります（下図）。プロフェッショナルケアは定期的に継続する必要があります。

減った歯槽骨を回復させるために、動物（豚・ヒトなど）由来の組織を移植する治療法もありますが、ＢＳＥ（狂牛病）に感染する問題もあり、私は行っていません。

６㎜以上のポケットになると、多くの場合、抜歯してインプラントを薦められるようです。インプラントも、セルフケアとプロフェッショナルケアは必須です。インプラントは、歯周病になると天然歯よりも簡単に抜けてしまいます。

このように同じプロフェッショナルケアでも、歯科医院によって雲泥の差があります。選択を間違えると、逆に歯の寿命が短くなります。

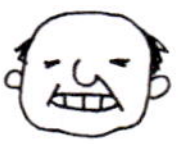

6㎜以上の歯周ポケットでも抜かずに管理する試み

私の歯科医院では、開業まもない１９７９年（昭和54年）頃、「生涯自分の歯で生活していただきたい」というテーマを実現するために、どんなに深い歯周ポケットがあっても抜かずに保存治療する試みをした時期があります。患者さんに正しい歯みがきを指導し、それを励行してもらう一方で、歯周病でぐらつく歯どうしを連結固定しました。そして歯周ポケットの奥深くにあるプラークや歯石を取り除くルートプレーニングと消毒液注入を定期的に繰り返しました。この治療を数年継続していると、歯肉の腫れがなくなり、歯周ポケットも浅くなるという結果が得られたので、「ペリオ・クリーニング」という名前を付けて学会で発表しました。この研究成果は歯科医学誌にも掲載されました。

最近でこそ歯周病管理を売り物にする歯科医院が増えてきましたが、「ペリオ・クリーニング」考案後、これだけ長期にわたり、「極力抜かない治療」に専念してきた歯科医院は数が少ないはずです。

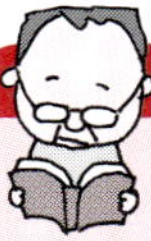

これだけは知っておこう

レントゲン写真で見た歯周病のない健康な歯肉

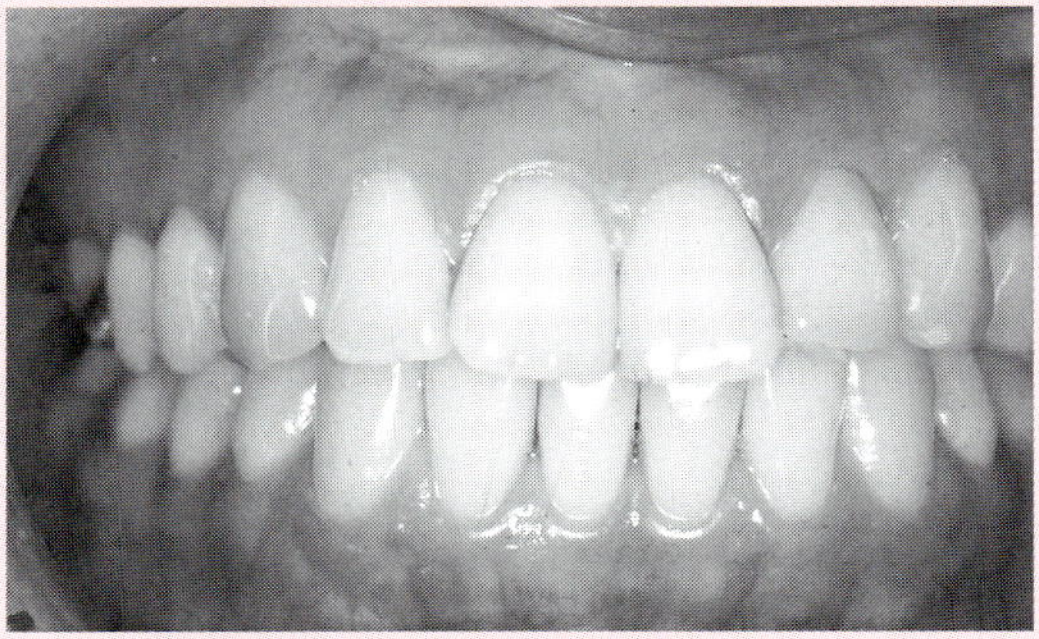

健康な歯肉

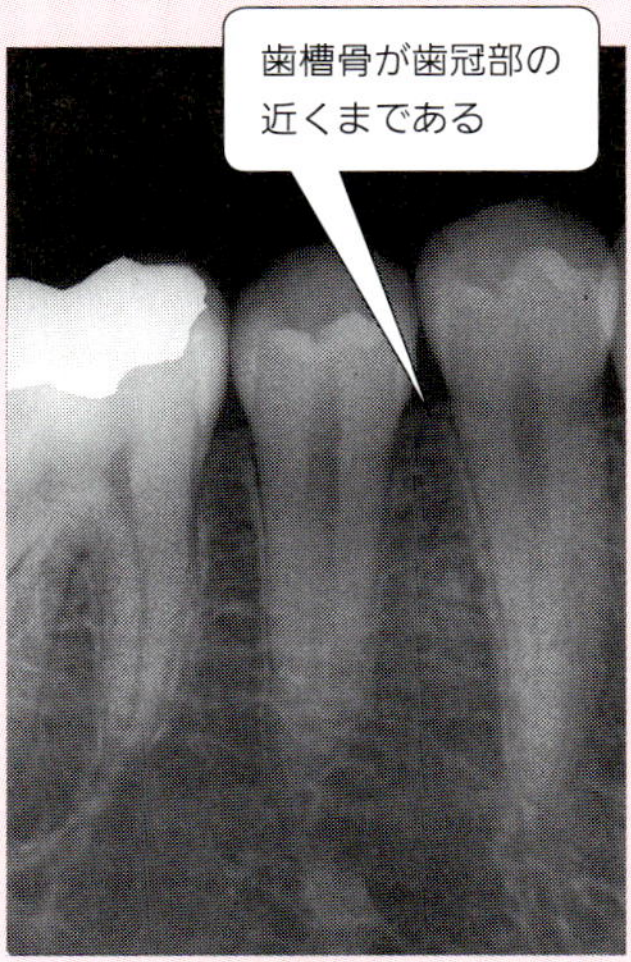

歯周病のない人の歯のレントゲン写真

健康な歯肉とは、赤く腫れているのではなく、白色に近いピンクで、引き締まっています。プローブという器具で歯と歯肉の境目のポケット（歯肉溝《しにくこう》）の深さを測ると２㎜以内です。このようなレントゲン写真では、歯根の周りの網目状に見える歯槽骨が、歯《し》冠部《かんぶ》の近くまであります。レントゲン写真では、歯肉は透けるため写っていません。そして、金属製の詰め物は白く写ります。

これだけは知っておこう

歯肉炎の状態

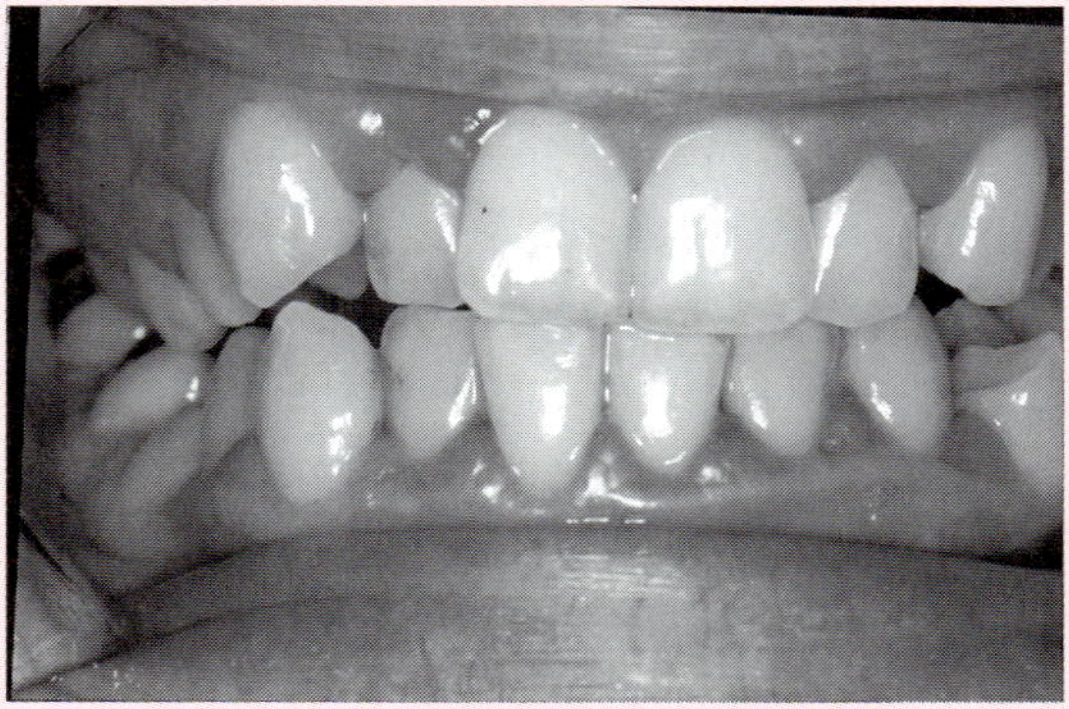

歯肉炎になった患者さんの口腔の状態

上の写真は、歯肉が赤く腫れた歯肉炎の状態です。この状態になっても、何の痛みもありません。患部に歯ブラシがあたると出血し、プローブでポケットの深さを測定すると、3〜4㎜です。この段階で治療の必要性に気付き、適切な処置を受ければ、数週間で健康な歯肉に戻ります。

「歯をみがくと歯肉から出血する歯肉炎」の段階で、ぜひともプロフェッショナルケアを受けてください。この時期なら歯槽骨はまだ減っておらず、適切な治療を受けることによってポケットの深さも2㎜以下に回復するため、自分の歯を生涯使用するという目標は達成できます。

これだけは知っておこう

歯周病の重症症例

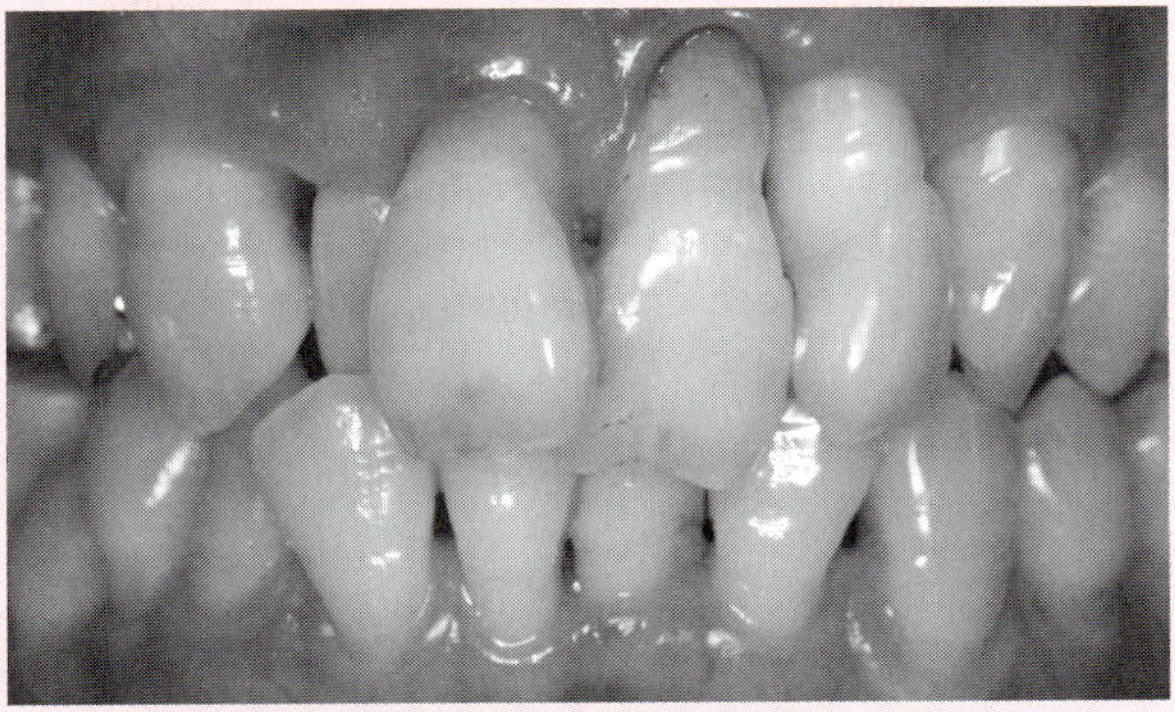

重症の歯周病になった患者さんの口腔の状態

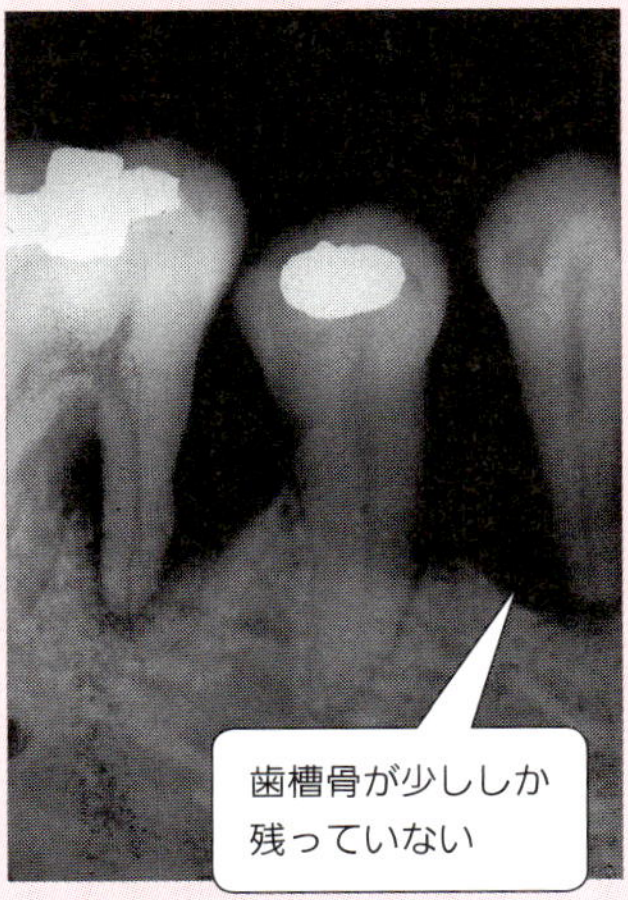

重症の歯周病になった患者さんの口腔のレントゲン写真

写真上は、重症の歯周病になった患者さんの口腔写真です。プローブでの測定結果は、部分的に10㎜に達しています。レントゲン写真を見ると、歯を支える歯槽骨が少ししかないことがわかっていただけるでしょう。歯周病とは、歯肉が炎症を起こすだけではなく、歯を支えている骨がなくなる病気です。

臨床治療42年間の結論として、6㎜以上の深い歯周ポケットがある歯でも「ペリオ・クリーニング」を行えば、確実に歯周ポケットは浅くなり、歯槽骨の破壊は止まり、歯槽骨の表面は緻密骨になってきます。しかし、歯槽骨を大きく失った歯は、短くなった歯槽骨が伸びて歯を支えるわけではなく、連結した歯に支えられて口腔内にとどまる状態です。歯根まで露出してしまいますが、抜歯は免れます。

この試みによって、歯周ポケットが8㎜ぐらいまでならば、抜歯せずに使用可能です。現在では、「ペリオ・クリーニング」に、歯周病を進行させるもう一つの要因であるTCH是正を併用したことで、抜かずに使用することがより確実なものになりました。

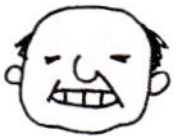

進行した歯周病でも食い止められる

ペリオ・クリーニング導入時には、「どこまでなら歯周病の進行した歯を抜かずに管理できるか」というテーマに挑戦していました。現在の歯科大学での抜歯基準は、6㎜以上の歯周ポケットを有する歯ですが、当時は10㎜以上の歯を残すことにも挑戦していました。

そこで出会ったのが「はじめに」で紹介した患者さん（左の写真）です。初診時（48歳）には、すでに多くの歯を失い、残存している歯の歯周ポケットの深さは10㎜以上が多数あり、手

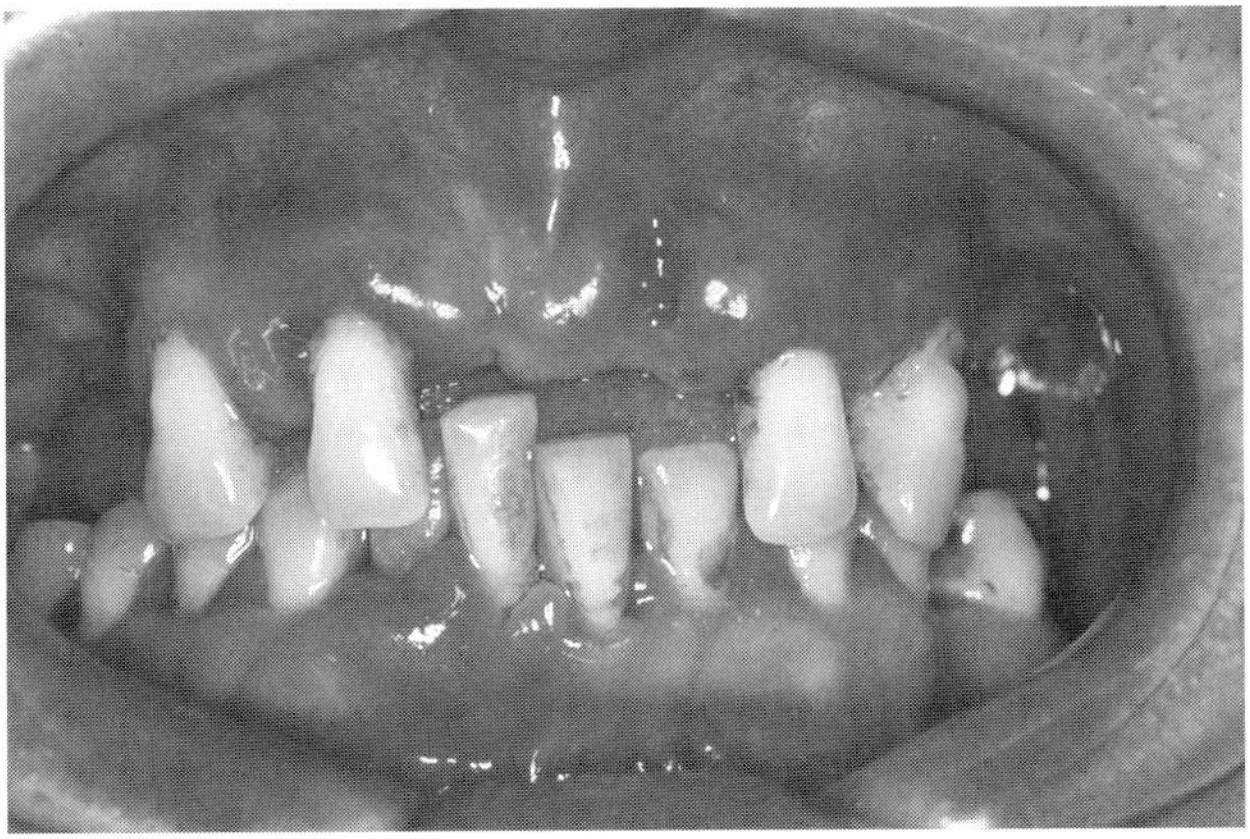

歯周病末期の48歳男性の写真。上顎には４本の歯しか残っていない。残された歯の歯周ポケットは10㎜を超えており、ふつうの歯科医院ではすべての歯の抜歯が薦められる状態（再掲）

で引っ張れば抜けてしまうような歯も数本ありました。歯周病末期には、このようになってしまうという典型的な例です。患者さん本人も、どうしたらよいか見当もつかない状態だったと思います。

歯肉からは絶えず出血が続く状態で、とてもふつうの開業医が管理できるレベルではありませんでしたが、ペリオ・クリーニングの限界を知りたいために治療を開始しました。実験的な試みでしたから、ピンセットでつまめば抜けてしまう5本の歯は抜き、かろうじて残せる歯を長く持たせる挑戦でした。上顎《じょうがく》に残した3本の歯を維持することは至難の業です。日常生活で、少しでも側方から力が加わると、横揺れにより歯を支える歯根膜《しこんまく》が緩み、簡単に抜けてしまうからです。義歯を利

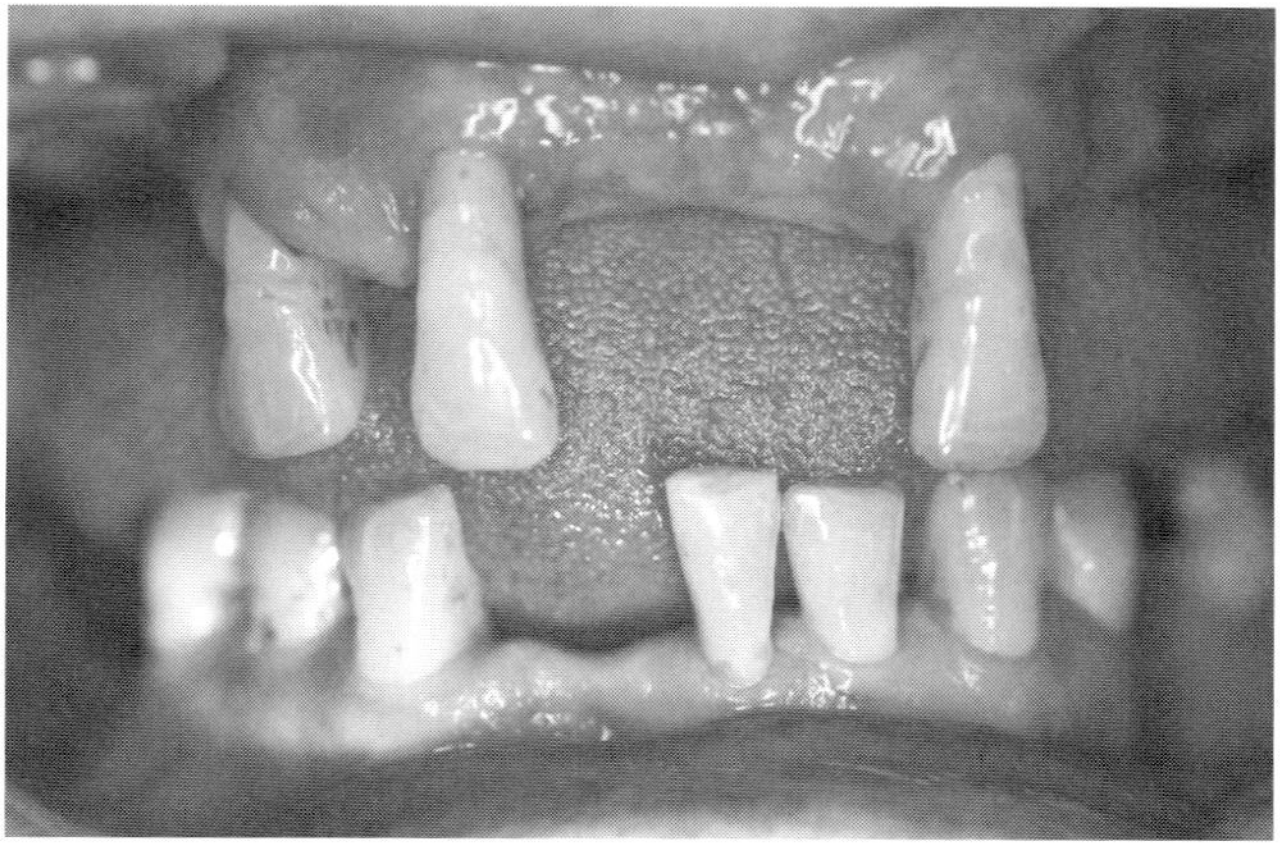

147ページの男性の71歳時点の口内環境。歯肉はピンク色になり、歯周ポケットは2〜3㎜となり、歯周病の進行が止まった状態

用して、この問題解決に挑戦しました。

上の写真は、初診から23年後の状態です。初診時48歳の患者さんも、71歳になっていました。義歯を利用して何でも食べられる患者さんは、昔のことは忘れて、自分の歯に自信を持つまでになられました。

この患者さんは、23年間に88回ペリオ・クリーニングに来院されました。歯周ポケットの深さは、歯肉の炎症が改善され2〜3㎜となっています。この状態で維持できているので、歯周病の進行は止まっています。

この症例から、歯周病・虫歯は生活習慣病であって、生まれつきや体質ではないことがわかってもらえるかと思います。そして、23年間に抜けた歯は、いつ抜けてもよいと考えて残した歯が1本だけです。初診時に製作した義歯は、3回ほど調整しただけで23年間使用し続けることができました。

結局、手の施しようもない状態になっていた患者さんは、プロフェッショナルケアを継続することで、何でも食べられる23年間を過ごすことができ、48歳の時よりも若々しい健康な歯肉を取り戻しました。

逆に、48歳の時に何も困っていなかった人が、71歳になった時には、この患者さんよりも歯を失っている可能性があります。何故ならば、平成26年国民健康・栄養調査（厚生労働省）では、40歳代で20本以上歯が残っている人は96・4％ですが、70歳以上では37・1％と激減しているからです。

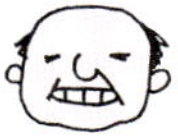

歯周ポケット測定の限界

歯周ポケットが浅くなると、歯周病が治ったと思うかもしれません。歯槽骨が溶けていない状態ならば治癒してきたといえるかもしれませんが、歯槽骨が溶けた状態では、歯肉の炎症がなくなり腫れが引くと、歯槽骨の残存量に応じて歯肉も下がります。歯周ポケットの深さは同じでも、歯槽骨が一度溶けてしまうと、歯根が露出してしまうのです。つまり歯周ポケットの数値だけでは、歯槽骨の残存量の変化が反映されていないので、歯周病の正確な進行度はわからないことになります。

歯周ポケット測定にはこのような問題点があるので、私の歯科医院では、治療の効果を測るひとつの目安にとどめています。いずれにしても、定期的な口腔ケアで歯周ポケット内の炎症が治まり、歯周ポケットが浅くなれば、抜歯せずに管理できます。

歯槽骨が溶け、歯根が露出するまで歯周病が進行してしまうと、虫歯になるリスクが格段に高くなります。信頼できる歯科医によるプロフェッショナルケアを受けることで、虫歯の進行を食い止めることは可能ですが、ひとたび病気などでケアを受けられなくなるとたちまち虫歯になってしまいます。やはり、歯槽骨があまり溶けていない状態から、プロフェッショナルケアを受けることで、歯根露出を避けるべきです。

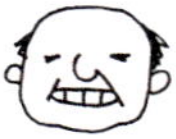

プロフェッショナルケアは歯科医と歯科衛生士の共同作業

歯周病予防のプログラムを実施している歯科医院の中には、歯科衛生士まかせで歯科医はまったく関与しないところがあります。これではプロフェッショナルケアとは呼べない代物です。もし、歯科衛生士によるケアとともに歯科医による口腔内診査がないようならば、別の歯科医院を探したほうがよいかもしれません。

３ヵ月ごとに来院すれば、毎回歯科医による口腔内診査まで受けなくてもよいのではないかと思うかもしれません。確かに、いったんひととおりの歯科治療を終えた口の中を診察しても、問題のないことが多いのも事実です。

しかし、歯ブラシを電動歯ブラシに替えたり、食生活が変わったりすると、口腔内の状態も変化します。一番大きな問題は、日常生活のさまざまな出来事で、ＴＣＨリスクが高くなったのを放置して重篤な口腔内トラブルにしてしまうことです。かかりつけの歯科医が３ヵ月ごとに診察していると、そうした微妙な変化の兆しを発見し、大きな問題にならないうちに、適切なアドバイスができます。６ヵ月ごとの定期検査ではスパンが長すぎ、気付いた時には元に戻せない状態まで口腔内トラブルが進行してしまう可能性があります。

また、虫歯の初期と診断しても、３ヵ月後に来院されることがわかっており、その際に虫歯治療しても同じ処置になるとわかっている場合には、経過観察することがあります。このことは、虫歯を見落としているわけではありません。初期の虫歯については、そのまま放置しても進行しない場合があり、治療しないことが歯にとって最良な方法となることもあるからです。

歯科医と歯科衛生士によるプロフェッショナルケアを受けるのであれば、３ヵ月ごとのケアを行っている歯科医院を選ぶべきです。

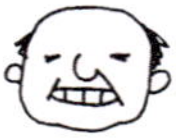

プロフェッショナルケアの思わぬ功罪

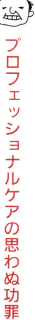

継続的に3ヵ月ごとにプロフェッショナルケアを受けていると、歯周病予防だけでなく、虫歯にもなりにくくなります。虫歯治療を10年以上受けることがないと、「もう自分の歯は悪くなることはない」という、妙な自信を持つ患者さんがおられますが、油断は禁物です。

10年以上歯科治療を薦めない歯科医は、患者さんの立場に立った、とても良心的な歯科医といえるでしょう。口腔内は本人には見えない部分で、長い年月の間にはさまざまなトラブルが起きるものです。したがって、病名をつけて治療しようと歯科医が考えれば、数ヵ所程度はすぐに見つかります。しかし、治療しなくても、まだ大きな問題が起きないと診断して、経過観察するにとどめ治療を薦めないのは、歯科医の良心なのです。

そのような歯科医が、「ここは治したらいかがですか」と薦めることがあります。深刻な症状がなくても「治療したほうが、先々患者さんのためになる」と考えてのことです。しかし、長年治療を受けていない患者さんの中には、「もう大丈夫」と考えて歯科医の助言を聞かない人がいます。こうした良心的な歯科医から提案があった時には、絶対に治療すべきです。これを断ると、歯科医は、その患者さんの歯を守ろうという真剣さが薄らぎます。歯科医と患者さんの信頼関係が崩れたら、もはやその歯科医院でプロフェッショナルケアを受ける意味がありません。

もしあなたが定期的なケアを受けてから、長期にわたり虫歯や歯周病治療を受けずに済んでいたとしたら、それは丁寧なプロフェッショナルケアのお蔭です。ゆめゆめそのことを忘れてはいけません。そうしないとあなたの口腔内を真剣に管理してもらえるパートナーを失うことになります。

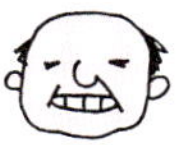

食片圧入があると、短期間に歯槽骨を失う

歯周病予防に関連して、ぜひとも皆さんに知っていただきたいことがあります。それは、食事の際に、歯と歯の間に、食物の繊維質が挟まる状態（食片圧入）です。これを放置しておくと、たいへん厄介なことになります。隣り合う歯は、お互いに接触点という点で接しています（次ページ図参照）。この接触点での接触圧が低いと、食事をした時に食物が接触点を越えて歯肉にあたるようになります。この状態を放置すると、歯間部にある歯槽骨が短期間に喪失して、歯周ポケットも急速に深くなります。

接触点の強さは、デンタル・フロスがなんとか通過する程度がよいでしょう。何の抵抗もな

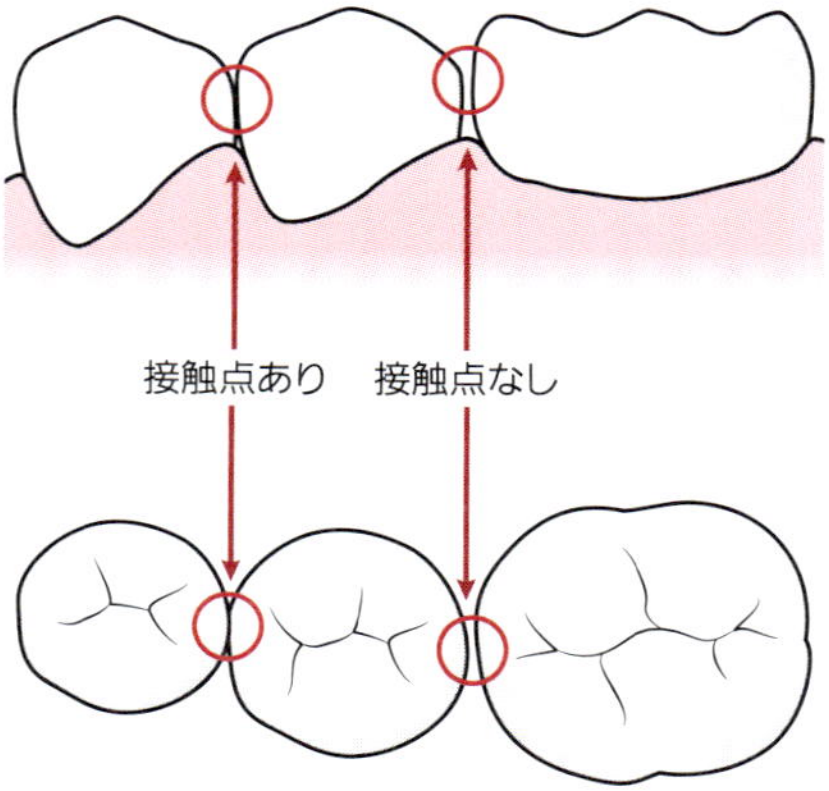

隣り合う歯は接触点という点で接している

く通過するようであれば、食片圧入の起きる可能性が非常に高くなります。改善方法は、隣り合う歯に動揺がないようであれば、どちらかの歯を治療して挟まらないようにします。歯槽骨の喪失が大きくなって動揺する場合には、2本の歯を連結する必要があります。

いずれにしても、食片圧入があると歯周病が急速に進行して、歯の寿命が短くなります。食片圧入の問題も、3ヵ月ごとに歯科医の口腔内診査があれば、大事になる前に見つけてもらえます。そして、食片圧入の指摘があったら、必ず歯科治療することをお薦めします。

第7章

実は一番大事なのは歯科医院選び

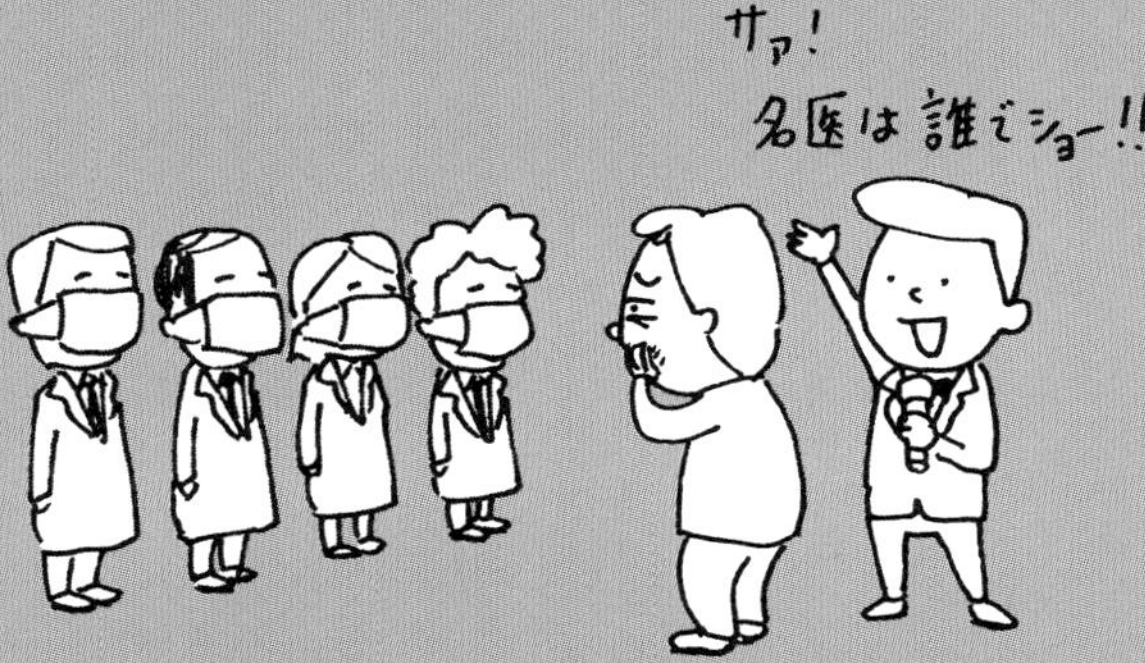

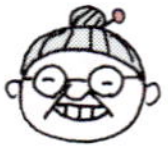

あなたの「歯の運命」はかかりつけ医の胸三寸

自分で歯を抜く人はいませんし、自然に歯が抜けるのは稀《まれ》なことです。歯を抜くのはもっぱら歯科医です。つまり、歯を抜く、抜かないはひとえに歯科医の判断にかかっています。繰り返し説明しているとおり、ひとたび歯を抜くと、周辺の歯にダメージを与え、連鎖的に歯を失っていくことになります。したがって、歯を失ってゆく第一歩は歯科医院から始まると言っても過言ではありません。

驚かれるかもしれませんが、歯科医院によって、抜歯する診断基準が異なります。私の歯科医院では極力歯を抜かない治療を心がけていますが、多くの歯科医院では、虫歯がある程度進行すると、躊躇《ちゅうちょ》することなく、抜歯を選択します。私からすると、治療すればまだまだ使える歯であっても、患者さんに積極的に抜歯を薦めているように見えます。抜歯されなくてもよい歯を抜かれるという不幸な第一歩を歩み始めないようにするためには、歯科医院選びがとても大切になります。

歯科医の仕事は職人的要素を持っており、経験やセンスが要求されます。率直にいって、歯科医によって診断能力と治療技術に雲泥の差があります。虫歯の進行した歯を抜かずに残すに

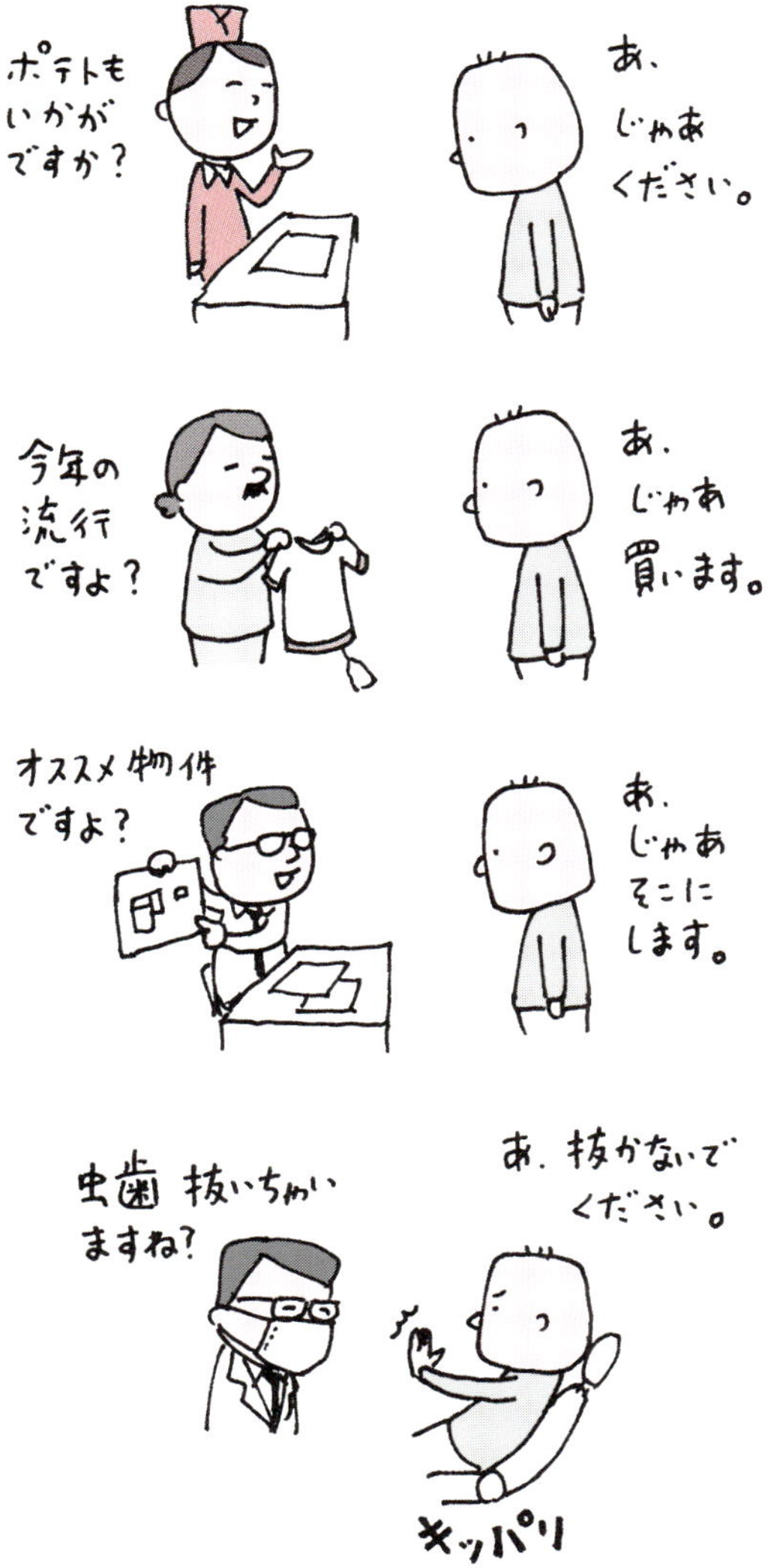
ポテトもいかがですか？
あ、じゃあください。
今年の流行ですよ？
あ、じゃあ買います。
オススメ物件ですよ？
あ、じゃあそこにします。
虫歯抜いちゃいますね？
あ、抜かないでください。
キッパリ

は、卓越した治療技術と歯を残すことによって起こる症状の悪化を防ぐための継続的なメンテナンスが不可欠です。それには経験に裏打ちされた技量と診断能力が必要です。その一方で、歯を抜くのは簡単で、歯科医師免許取り立ての「見習い運転中」の医師でもできることです。

残念ながら、「歯をできるだけ残したい」という患者さんの要望に応えてくれる歯科医は限られており、歯をできるだけ残したいと考える人は、「いい歯医者」「うまい歯医者」を努力して探さなくてはなりません。近くに適当な歯科医院が見つからないため、飛行機や新幹線を使って通院する患者さんもいらっしゃるほどです。私の歯科医院にも治療のためにはるばる外国からやってくる患者さんもおられます。それほど歯科医院選びは大切です。

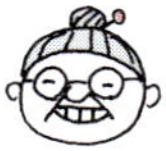

歯科医過剰時代になぜ「名医」にめぐり合えないのか

歯をできるだけ残す治療に熱心な歯科医は少数と書きましたが、皮肉にも歯科医院の数は年々増加の一途をたどっています。皆さんの近所でも歯科医院がたくさんあって、選択に迷うのではないでしょうか。

私が開業した１９７０年代には、歯科医院の数は少なく、治療を受けるための順番札をもらうために朝５時から並ぶという話をよく聞きましたし、子どもの歯科治療は面倒なので拒否されるという事態も起きていました。当時は、現在では考えられない「歯科医の売り手市場」だったのです。

現在では、名医のいる歯科医院であっても患者さんであふれかえる時代ではなくなり、予約をとることも比較的容易になりました。交通機関の発達した時代なので、遠方にある歯科医院を受診することも簡単です。

ある意味で、患者さんにとっては、自分の意思で「名医」を選び治療を受けられるのですから、幸せな時代だといえるでしょう。ただし、患者さんが積極的に情報収集して、「よい歯科医」を見つける能力がなければ、こうしたチャンスを生かすことはできません。自宅や勤務先の最寄りだからという理由だけで歯科医院を選び、担当医の言うままに歯科治療を受けている患者さんが、まだまだ大勢おられます。もし、納得がいかない治療や疑問点のある歯科治療を受けておられるならば、大切な自分の歯を守るため、名医を求めて遠方まで歯科治療を受けに行くことも選択肢に入れるべきです。

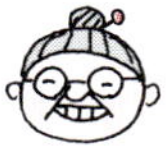

本当の名医は広告・宣伝をしない

名医を探す時に、インターネットで検索する人が多いようです。しかし、歯科医院のホームページには、誇大広告が横行しており、医学的な根拠のないことも掲載されています。「これは凄い」と感じるような情報については疑ってみる必要があります。医学的に根拠のある特殊治療ができる歯科医であるならば、必ず、研究成果を論文で発表しています。必要ならば、論文検索も視野に入れるべきです。

誇大広告について、厚生労働省も見過ごせなくなり、現在では、医療機関のホームページも医療法による広告規制の対象となりました。結果として、2017年8月から医療機関ネットパトロールが開始され、客観的事実ではない広告は、次第にホームページから削除される流れになってきました。

ところで、本当の名医がいる歯科医院には、口コミで多くの患者さんが来院しています。したがって、わざわざ宣伝する必要はないため、ホームページを持たない歯科医院も多く、あっても、住所や電話番号などといった必要事項の他は、診療の特徴を簡潔に説明する程度にとどめています。また、こうした病院では、飛び込みの患者さんを嫌いますから、大きな看板を掲げていません。名医を見抜く判断材料にしてください。

このほかに、名医を発見するための手がかりをいくつか列挙してみましょう。

待合室に専門医の認定証や卒業大学の修了証をたくさん掲げてある歯科医院がありますが、こうした情報はほとんどあてになりません。欧米に比べると、各種専門医の認定基準は甘いため、認定医だからといって高い水準の治療が受けられる保証はありません。卒業大学の修了証にいたっては、大学を卒業したこと以上の情報はありません。本当の名医は、そのような「こけおどし」をしません。「多くの学会に所属している」「学会認定医」「〇〇治療の第一人者」「アメリカで研究した××」といった言葉も同様です。この種の言葉は、歯科医の実力とは何も関係がありません。また、話の端々に、外国の名医と知り合いだといって自慢をする歯科医がいますが、そのような話で煙に巻かれてはいけません。

最初の受診時に歯科医の姿勢に疑問を持つようでしたら、歯を抜く、削るといった侵襲性の高い治療を控えることが肝心です。一度抜いた歯や削った歯は元に戻せません。歯科治療は、「お試し治療」を受けることができないのですから、自分の身（歯）は自分で守るしかありません。

曖昧《あいまい》な説明だけで、歯科治療を開始する歯科医は問題外です。患者さんを治療イスに横たえた状態で、歯科医が一方的に説明するのも褒められたことではありません。やはり、歯科医は患者さんとひとつの机で向き合い、患者さんの目を見て説明すべきです。

一方で、患者さんも歯科治療についての最低限の予備知識を持ってのぞみ、理解できないことは質問しなければいけません。ぜひとも、この本に書いてある「これだけは知っておこう」程度の予備知識は頭に入れてください。的確な質問ができる患者さんに対しては、歯科医もいい加減な治療はできません。

虫歯予防や歯周病予防に消極的な医師も要注意です。歯科医は、歯科治療以外に公共の歯科医療福祉に貢献すべき立場にいます。したがって、予防に熱心でない歯科医は名医ではありません。歯みがき指導や歯周病ケアもろくに行わず、インプラント治療がいかに素晴らしいかだけを説明するような歯科医は問題外です。

歯科衛生士の出入りの激しい歯科医院も問題があります。来院するたびにスタッフが入れ替わっているような歯科医院では満足のいく治療は受けられません。歯科医療は、歯科医と歯科衛生士によるチーム医療ともいえます。チームワークが悪い寄せ集め集団では、患者本位の歯科治療を受けることは不可能です。

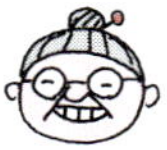

診断結果は、ひとつだけではない

私が東京医科歯科大学の歯学部の学生だった頃は、「この症状だったら、こうした治療をする」という教育を受け、実際に見学させていただいた歯科医院でも、大なり小なり同じ方針で治療していました。しかし、最近はどうも様変わりしたようです。同じ患者さんの同じ歯であっても、歯科医によって診断結果と治療方針が著しく異なるのです。極端な言い方をすれ

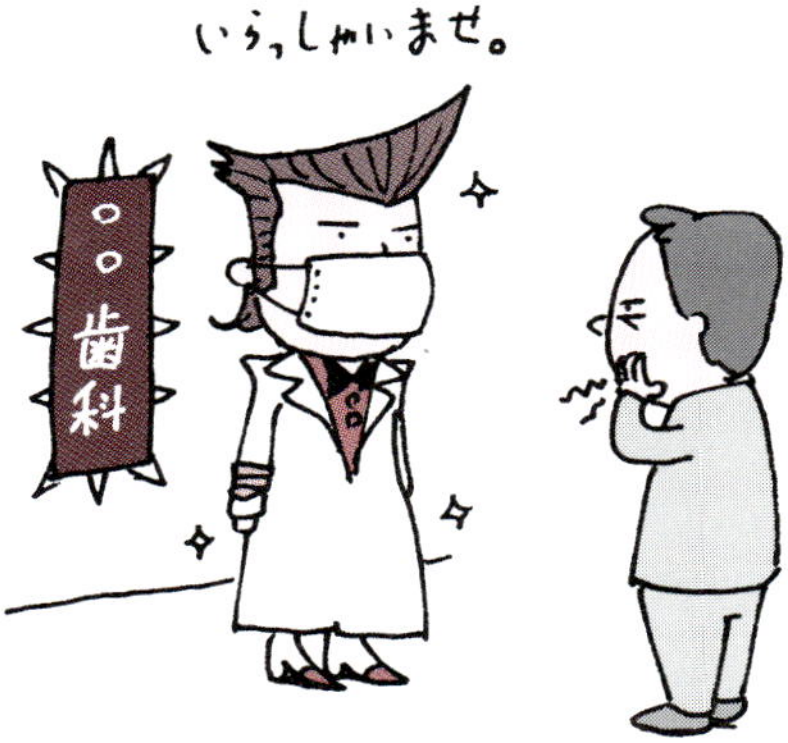
いらっしゃいませ。
○○歯科

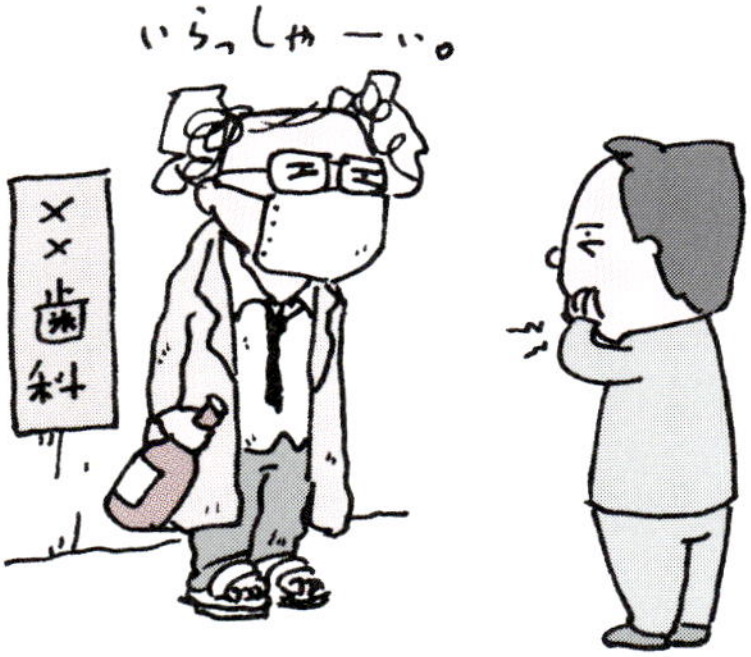
いらっしゃーい。
××歯科

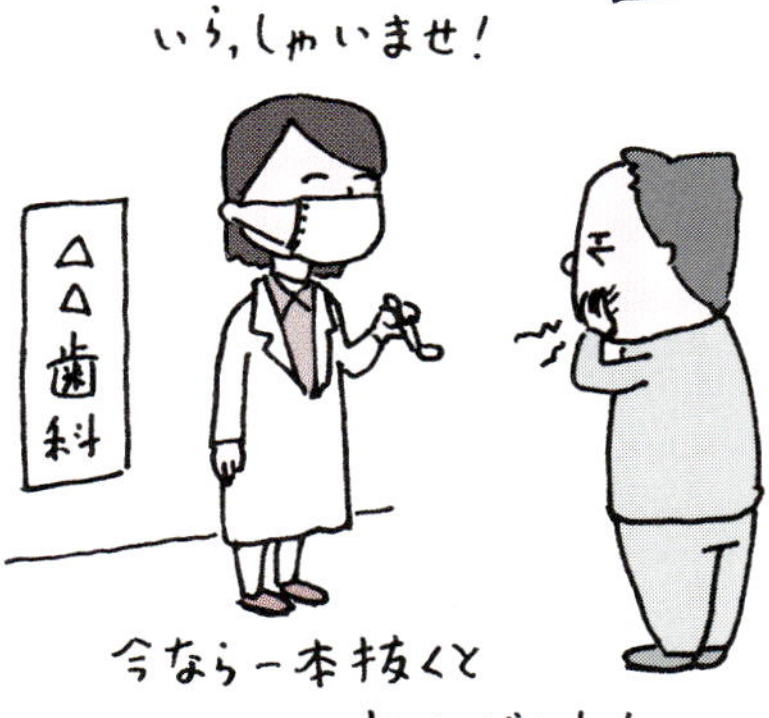
いらっしゃいませ!
△△歯科
今なら一本抜くと
もう一本抜歯サービス中!

ば、歯科医の数だけ異なった診断があり、それぞれの方針に従って、自己流の治療をしています。

したがって、医学的根拠のない独断的な歯科治療も実際に行われています。例を挙げると、「かむ面の溝にある黒い着色を虫歯と診断して治療をする」「適切なブラッシングを励行すれば進行しないような初期虫歯を、治療の必要な虫歯と診断して治療をする」「親知らずがあると、将来トラブルの原因になると診断してすぐに抜歯する」「歯を強く叩いて痛みがあると、歯髄《しずい》に問題があると診断して神経を取る」などといった事例を列挙できます。

こうしたことが度重なると、信頼されるべき職業の歯科医が、患者の利益でなく、自分の営業利益を優先して診断を下しているのではないかと疑わざるを得なくなります。

患者さんには歯科医を選ぶ権利があるのですから、担当医の診断結果に不信感を抱いた時には、迷わずにセカンド・オピニオンを聞いてみることをお薦めします。あなたの期待に沿った診断・治療をしてくれる名医がいるかもしれません。もし思い当たる歯科医院がなければ、歯学部附属病院でのセカンド・オピニオン（自費となります）を利用してもよいかもしれません。少なくとも現在受けている治療が標準的治療といえるかどうかはわかるはずです。何にしても、抜歯は最後の手段です。

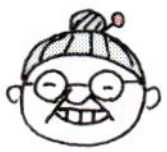

健康保険証が、必ずしもあなたの歯を守ってくれるわけではない

第二次世界大戦後に生まれた国民皆保険制度は、誰もが過大な負担をすることなく、質の高い医療を受けられるという素晴らしいものでした。しかし、高齢化の進行と医療の高度化によって、医療費は増大し、現在では、国の盛衰に影響を与えるほどの予算を占めるにいたりました。そのため厚生労働省はさまざまなルールを作って、医療費の増加に歯止めをかけようとしています。こうした動きはある程度やむを得ない面もありますが、反面、医療の質の低下やモラルハザードを招いています。

多くの患者さんは、「保険診療＝標準的な推奨すべき医療」だと思っているようですが、これは誤解です。現在の保険診療は、厚生労働省が決めた診療報酬体系のルールでがんじがらめになっており、医療の質の高さを保証するものではありません。したがって、歯科医にとって、また歯科治療を受ける患者さんにとっても、不合理な部分が多々あります。

そうした不合理な部分を、歯科医の側から説明してみようと思います。健康保険証があっても、患者さんの望む医療が必ずしも受けられるわけではないことを知ってください。

現行の健康保険制度では、病名のつく疾患があり、それに対して検査や処置した場合について、はじめて保険から医療費が支払われるシステムになっています。つまり、虫歯や歯周病など病名がつく疾患があって、それを治療したことに対して保険から医療費が支払われます。したがって、自分の歯を長く持たせるために大切となる予防については、病気ではないため、原則として保険が適用されません。

診療報酬は出来高払いという方針を踏襲しています。新人歯科医であれ名医といわれる歯科医であれ、同じ病名で同じ方法で治療をした場合、その質が異なるものであっても、報酬は同じです。

一方で、処置した内容で医療費は変わります。たとえば、名医が、「この歯はまだ抜かなくても、数年は持つ」と診断して、歯を抜かずに経過観察しても、検査代しか支払われません。しかし、新人歯科医が、「自分の技術では、抜歯したほうがよい」と診断して、抜歯後にブリッジや義歯などを装着すれば、検査代にプラスして抜歯や義歯などの医療費が保険から支払われます。

以上のことからも明らかなとおり、現在の健康保険制度では歯科医になってからの技術の研鑽が診療報酬にまったく反映されないのです。虫歯や歯周病でダメージを受けた歯を抜くことなく、できるだけ長く使うためには、歯科医の経験や技術が必要なのですが、現行の保険制度はこれを評価するシステムが存在しません。皮肉なことに、技術力のない歯科医のほうが、治療回数や治療する内容が増えるため、懐に入る診療報酬も増える可能性が高まります。誤解を恐れずに言えば、たくさん削り、たくさん抜く治療のほうが、保険から診療報酬を多く請求できるのが現在のシステムです。保険診療を専門とする歯科医が「削らない、抜かない治療」をやろうとすればするほど、経済的な不利益を被ります。

おかしなことを挙げればきりがありません。たとえば、現在の診療報酬体系では、歯科医がどんなにていねいに歯みがき指導しても診療報酬は支払われませんが、歯科衛生士が指導すると診療報酬が支払われるルールとなっています。歯科衛生士よりも、歯周病について勉強している歯科医の指導が認められないのは不自然であり、患者さんの利益を第一に考えているルールとはとても思えません。

保険診療では、1人の患者さんについて、1ヵ月に請求してよい金額（保険点数）に暗黙の制限があります。したがって、患者さんが、短期間にまとめて多くの歯科治療をしてほしいと希望しても、1ヵ月あたりの保険点数が高くなるため、保険診療では不可能となります。

保険診療は一定のルールの下に歯科治療を行うようになっており、保険診療を行うすべての歯科医は、ルールを遵守しなければなりません。名医が、今までの臨床経験から自明なことでも、ルールに沿って医療を展開しなければいけない反面、新人歯科医は、ルールに従って医療を展開すれば、それなりの結果を出せる利点があります。

混合診療は禁止

かみ合わせを整えるのに必要な部分矯正を行ったり、抜けた1本の歯を補うためのインプラント治療など、自由診療（自費での治療）を行うと、本来保険診療が可能な虫歯治療やレントゲン検査もすべて自費となります。

できる限り経済的負担の少ない保険診療で治療を進めて、どうしても自由診療でなければできない部分だけを自費で支払えば合理的だと考える患者さんが多いと思います。しかし、自由診療と保険診療を併用することは認められていません（混合診療の禁止）。このように保険診療はさまざまな規則でがんじがらめになっており、歯科医が理想とする治療ができる環境とはほど遠いものがあります。もちろん混合診療にも問題があり、モラルの低い医師は、患者さんが専門的な知識がないことにつけこんで、過大な医療費を請求する危険が指摘されています。しかし一部の悪質な歯科医のために良心的な治療ができないとしたら、それこそ「角を矯《た》めて牛を殺す」ことになります。

保険診療のさまざまな矛盾点に悩みながらも、骨身を削って診療を行っているベテラン歯科医もおられますが、すべての歯科医にこうした善意を期待するのは無理があります。保険診療だけでは、1日に何十人もの患者さんを診療しないと経営が成り立たないことも事実です。このような状況では、良心的な中身の濃い治療は難しくなります。

私も以前は保険診療を行っていましたが、保険診療制度のさまざまな弊害や矛盾点を目の当たりにして、途中から自由診療に専念することにしました。自ら研鑽した最良の医療技術を使って治療しようとすると、使用できる歯科材料や経営面で保険ルールが足枷《あしかせ》になってきたのです。自由診療では、それなりに高額の費用をいただくので、金銭的に余裕がない患者さんから敬遠されることはわかっていましたが、この方法でなければ、私の理想とする治療はできないと考えて、決断しました。

自由診療とは、自分の身にそぐわない高額な補綴物《ほてつぶつ》を入れることと考えておられる患者さんが多いのですが、決してそうではありません。私は、自由診療費とは、1人の患者さんと時間をかけて、じっくりと向き合うための費用でもあると考えています。理想的な歯科治療をしようと考える歯科医は、私のようにやむを得ず自由診療の道を選択している人が少なくありません。

「少し考えさせてください」と言う勇気を持とう

すでに再三にわたって警告していますが、大事なことですからもう一度繰り返します。現在治療を受けている歯科医から、突然「この歯はもう持たないから、抜きましょう」と決断を迫られた時には、「今は決断できませんから、少し考えさせてください」と告げて、その日の治療を中断して帰宅することをお薦めします。たとえ、麻酔注射されてからでも、中断することは可能です。

もちろん、残さないほうがよい歯があるのも事実です。特に、歯周ポケットが10㎜以上あり、歯根《しこん》の先まで達している歯では、治療してもかめるようになる可能性は非常に低くなります。こうした歯も、急いで抜く必要はありませんが、かめなくて困っているようでしたら、将来の抜歯を覚悟して、かみ合っている歯冠《しかん》部分を削ってもらい、かんでも痛くないようにしてもらうことをお薦めします。この処置で、しばらく使用可能となります。逆に、かめない歯をかばう食生活を続けていると、かみ合わせのバランスが狂い、他の歯にも早期に障害が現れ、顎関節症《がくかんせつしょう》にもなりかねません。

ここで強調したいのは、そこまで症状が悪化していない歯であれば、歯科医と患者の共同管理で、数年以上は日常的に使用できる可能性があるという点です。将来抜かなければならないにしても、抜歯した歯の周辺に起きる「負のドミノ連鎖」を食い止めて、時間を稼ぐことができます。

一般的に、抜歯とは、抜歯以外に治療方法が何もない時の最終手段となります。「早く抜歯しないと、インプラントができなくなってしまう」と言われても動揺しないでください。数日の迷いで取り返しのつかない事態にはなりませんから安心してください。

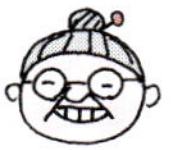

患者さんの健康を大切にする「院内感染対策」

最後に、歯科医院選びで、ぜひとも判断基準のひとつに加えていただきたいことを説明します。それは、患者さんの健康を守るための「本物」の院内感染対策が導入されているか否かです。

歯科医院での院内感染対策の必要性は、エイズが世界的な話題になった１９９０年代初頭から叫ばれてきましたが、対策に多額な費用がかかるためか、２０１７年７月２日読売新聞朝刊の記事「歯削る機器　半数使い回し」からも推測できるように、現在でも、多くの歯科医院で安全といえる院内感染対策は導入されていません。

健康のためにプロフェッショナルケアを定期的に受けようとしている人々にとって、聞き捨てならない話です。「１００歳まで自分の歯を残す」ことが目的の定期的来院で、命にかかわる病気に感染することにでもなれば、本末転倒です。

歯科医院で院内感染の起こる可能性のある重篤な感染症として、エイズ・ウイルス性肝炎

（B型肝炎・C型肝炎など）・白血病・BSE（狂牛病）などがあります。

歯科医院での院内感染対策を確実に行うには、想像以上の困難を伴います。

まず、院内感染の原因となるウイルスの多くは、1万分の1㎜以下という大きさです。定規で考えると、1㎜という長さの中に1万個並べられる大きさです。目に見えないこのような微細なものをコントロールしようとするのですから、繊細な技術が必要となります。

また、歯科治療は患者さんの唾液の中で行われています。唾液だけでしたら、感染の心配は高くないのですが、歯ブラシをするだけで歯肉《しにく》から出血した経験があるかと思いますが、歯肉は出血しやすく、唾液の中に微量の血液が混じるだけで感染力があると言われています。したがって、歯科治療では、唾液＝血液と考えて対処しなければ安全ではありません。

歯科医院での院内感染対策の必要性が叫ばれて25年以上経過しています。「見せかけ」ではなく「本物」の院内感染対策を導入している歯科医院も数多くあります。病原性ウイルスの感染は、感染症状がすぐに現れるわけではありません。C型肝炎に感染しても肝臓ガンを発症するまでには長い年月がかかります。BSE（狂牛病）に至っては、さらに長い年月を要します。しかし、100歳まで健康に生きようとすると、このようなことも視野に入れておくべきです。

第 8 章

インプラント治療を始める前に知っておきたいこと

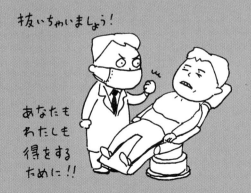

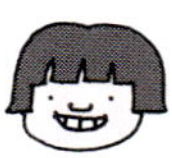

インプラント治療は本当に素晴らしいものなのか？

私が敬愛している織家《おりや》勝先生は、「歯を抜かない治療」を実践され、常々「歯を抜くということは、歯医者の敗北である」と仰《おっしゃ》っていました。最終手段の抜歯しか、もはや選択肢のない状態になることは、歯科医の技量不足に由来するものであり、プロフェッショナルとしては絶対に避けなければならない、というのが先生の考えでした。その師匠に育てられた私も、抜歯は歯科治療の最後の手段と考えています。

しかし、最近は抜歯を最終手段と考えない歯科医が増えてきました。背景にはインプラント治療の普及があります。インプラントとは、失われた体の機能を回復するために体内に埋め込む器具や材料を総称しますが、歯科学の領域では、歯が抜けたあごの骨に人工歯根《しこん》（デンタルインプラント）を埋め込み、その上に人工の歯を固定する治療法を指します。歯根がないふつうの入れ歯と違って、あごの骨にがっちり固定されているので違和感がなく、健康だった自分の歯を取り戻したかのような感想を持つ方もいます。

まず、インプラント治療とはどのようなものかを解説しておきましょう。

インプラント治療は、比較的新しい治療法です。黎明《れいめい》期には、インプラントの材料とし

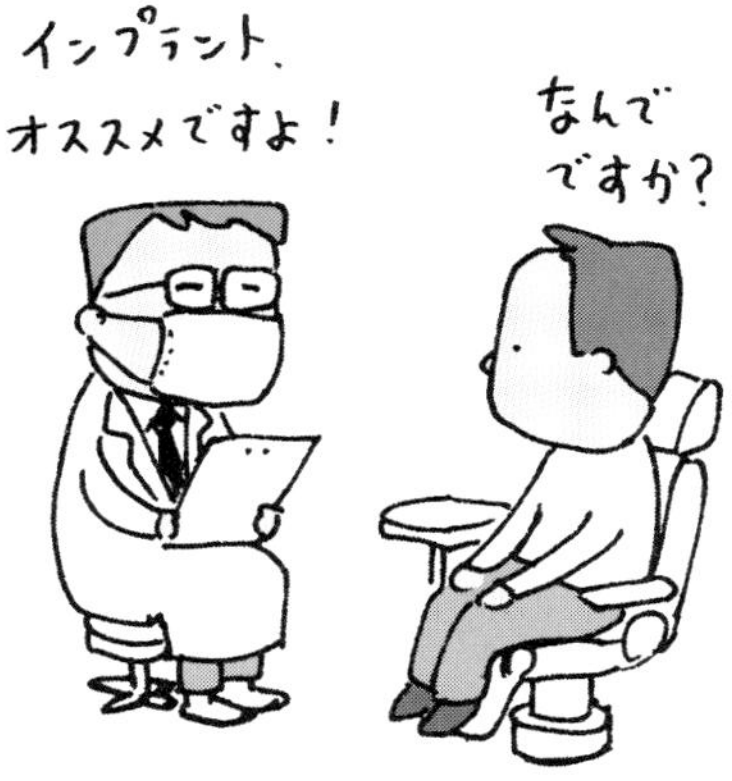
インプラント、
オススメですよ！
なんで
ですか？

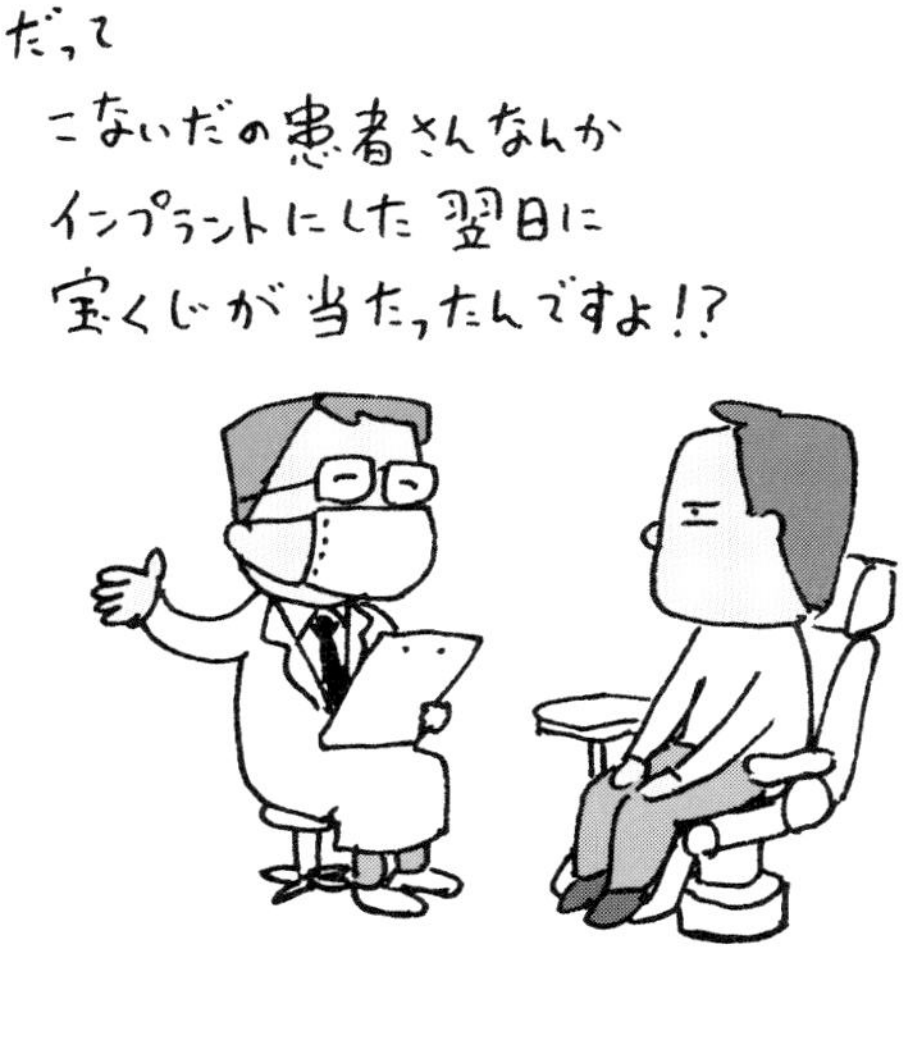
だって
こないだの患者さんなんか
インプラントにした翌日に
宝くじが当たったんですよ!?

て、珊瑚《さんご》やサファイヤなども使用されましたが、現在では、チタンを使用するのが一般的となりました。1990年代は失敗例が多く、とても実用的ではないと考えられていましたが、2000年代に入り、成功例が多く報告されるようになり、治療法も定型化してきました。現在では、インプラントが適応となる患者さんであれば、高い確率で成功します。

インプラント手術には、1回法と2回法があります。手術回数の違いですが、それぞれに一長一短があります。まず2回法から説明しましょう。まず歯肉《しにく》を切開して顎骨《がっこつ》を露出させ、ドリルで必要な深さと大きさの穴を開けます。そして、ネジ状になったインプラントを回転させながら埋めてゆきます。そして、歯肉を元に戻して1回目の手術は終わります。この状態で数ヵ月放置し、骨とインプラントを癒着（オッセオインテグレーションといいます）させます。骨癒着が進んだ頃合いを見計らって、歯肉に小さな穴を開けて、インプラントにアバットメント（上部構造）をネジ留めして、アバットメントの上に人工の歯を作り接着します。2回目の手術は1回目の手術のような大変なことはなく、歯肉に小さな穴を開けるだけの処置ですから、「2回も手術を受けなければいけない」と思う必要はありません。

1回法は、インプラントとアバットメントが一体になったものを埋め込みます。1回法では、骨癒着が進んでいない状態で、歯肉の上にインプラントが露出しているために安静を保ちにくいことと、インプラントが口腔《こうくう》内に露出しているので無菌状態を保てないことが問題です。

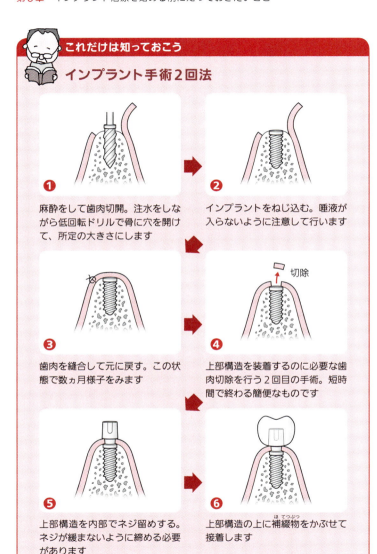

これだけは知っておこう

インプラント手術２回法

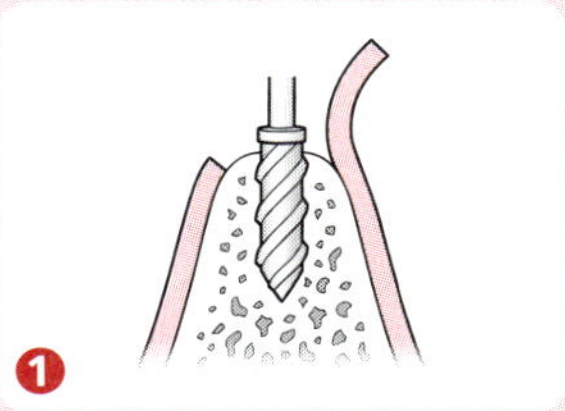

麻酔をして歯肉切開。注水をしながら低回転ドリルで骨に穴を開けて、所定の大きさにします

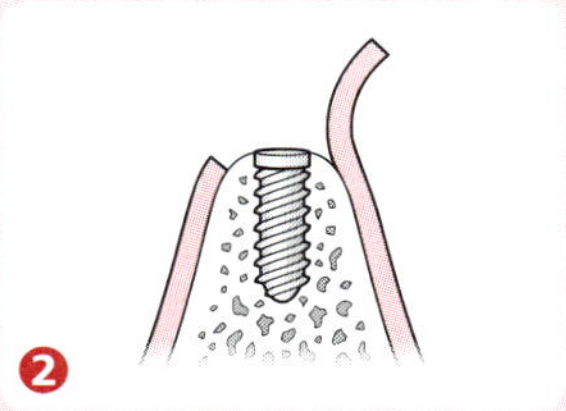

インプラントをねじ込む。唾液が入らないように注意して行います

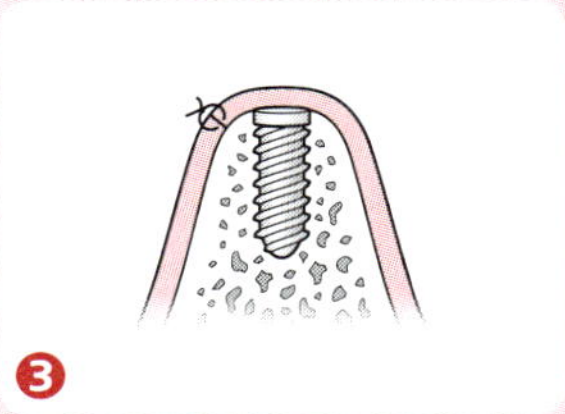

歯肉を縫合して元に戻す。この状態で数ヵ月様子をみます

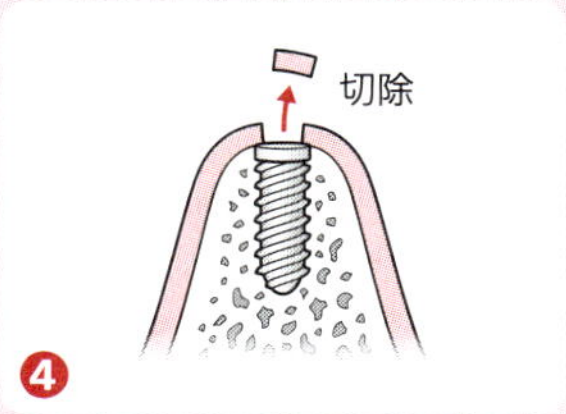

上部構造を装着するのに必要な歯肉切除を行う２回目の手術。短時間で終わる簡便なものです

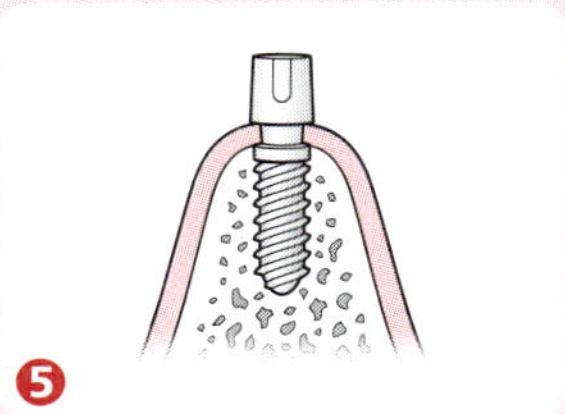

上部構造を内部でネジ留めする。ネジが緩まないように締める必要があります

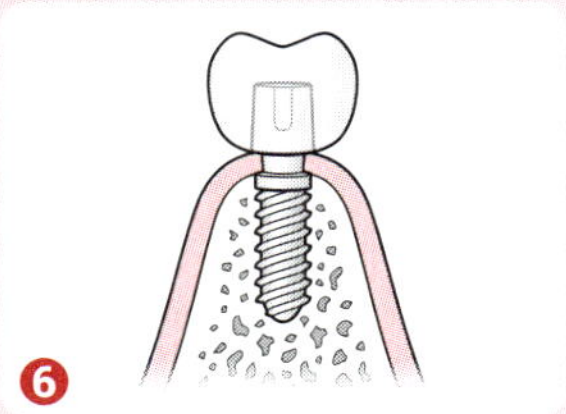

上部構造の上に補綴物《ほてつぶつ》をかぶせて接着します

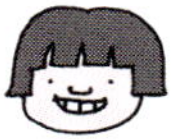

ブリッジ・義歯・インプラントのうちどれを選択するか

歯を失った場合、失った歯を補う方法として、ブリッジ・義歯（入れ歯）・インプラントが候補に浮上します。

ブリッジにするためには、失った歯の前後に骨植のよい歯が残っている必要があります。延長ブリッジという例外がありますが、この方法では支える歯に無理がくる可能性が高いためお薦めしません。ブリッジは、支台となる前後の歯を削る必要があるのが欠点です。以前から治療されている歯であれば問題ないのですが、何も処置を受けていない歯を大きく削ってしまうのは一考を要します。その点、インプラントであれば、前後の歯を削る必要はありません。

しっかりかめる実用的な義歯を選択する場合は、義歯をしっかり固定するために、残っている歯にクラスプをかけます。口の中に今までなかった異物が入るため嫌われることが多いのですが、予めしっかりと設計された金属床《しょう》義歯であれば、快適な食生活が可能となります。

粘膜に合った義歯に、ＴＶの宣伝にあるような入れ歯安定剤を使ってはいけません。使用すると、入れ歯安定剤の分だけ義歯が浮き上がり、うまくかめなくなります。よくできた義歯であれば、入れ歯安定剤を使わずに、歯がある時と変わらない程度にしっかりかめます。入れ歯

これだけは知っておこう

インプラント手術1回法と2回法の違い

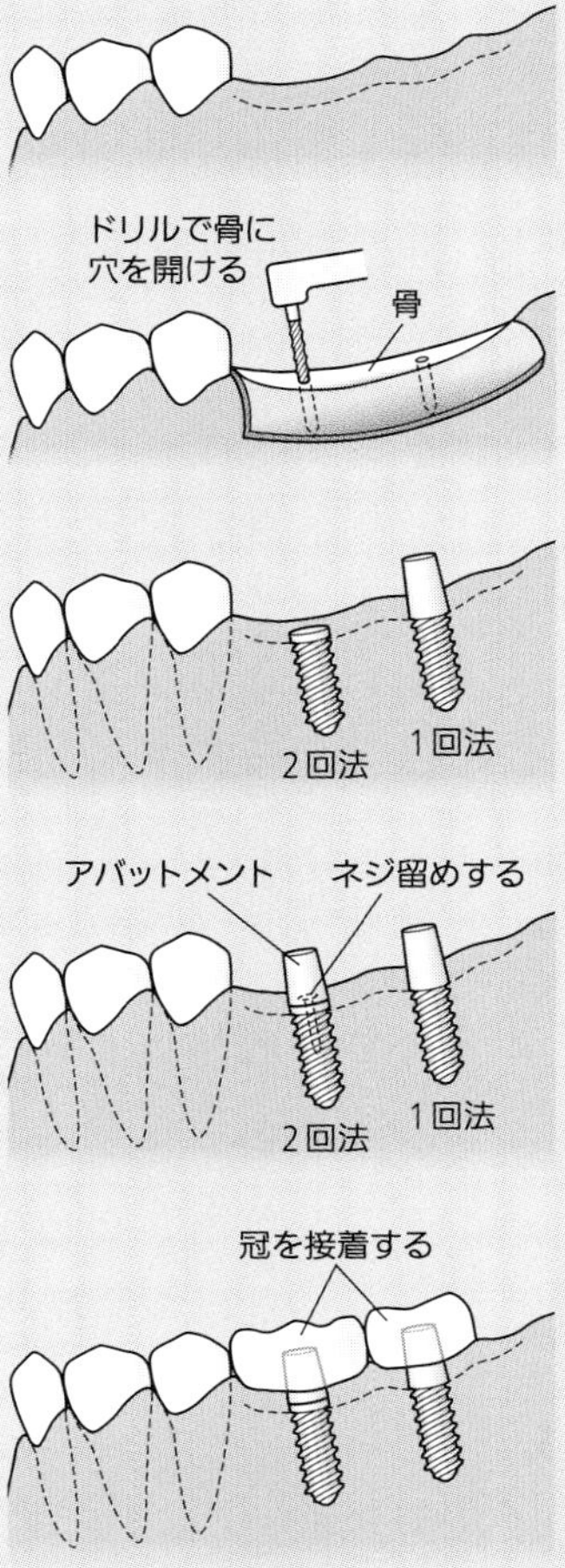

インプラントを埋めるまでの手術は同じです。2回法はすべて歯肉の中に埋め、術後の感染防止と安静化を図ります。1回法ではインプラントの上部が歯肉の上に出ています

数ヵ月後、2回法はインプラントを埋めた部分を切除し、アバットメントをネジ留めします。1回法では、この手術が不要となります

2回法は1回法と違って、インプラントを埋めた方向とは違う任意の方向にアバットメントを立てられます。このことでインプラントどうしを連結冠でかぶせる場合に対応しやすくなります

安定剤は、合っていない義歯を無理に使おうとする場合に使用します。

多くの歯を失っているようでしたら、インプラントだけを考えるのではなく、技術力のある歯科医が作る義歯をお薦めします。定期的なメンテナンスを受けてゆけば、10年以上快適に使用できます。

皮肉なことですが、インプラントを一番薦められるのは、1本も歯が残っていない、総義歯（総入れ歯）の患者さんです。固定されていない総入れ歯はすぐに動いてしまうので、とても落ち着きが悪く、患者さんはよくかめなくて困っている場合が一般的です。こうした患者さんには、インプラントが夢の治療になることがあります。

歯が1本もない患者さんの口腔内は粘膜だけで、プラークが住み着く硬組織がないために歯周病菌は少なく、歯周病になるリスクは限りなくゼロです。こうした患者さんにインプラントを埋め込み、マグネットで脱着できる総入れ歯を入れてあげると、義歯が動かなくなり、何でも食べられるようになります。

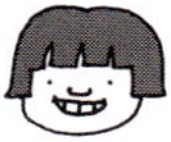

インプラントに向かない患者さん

インプラント治療を行うには、歯槽骨《しそうこつ》にネジを埋め込む必要がありますが、あごの骨が細くて、歯槽骨の薄い方にはネジが入れられない場合があります。そのため、通常はインプラント治療に先だって、CT撮影を行い、顎骨の形状と神経の走行を確認します。インプラントを埋め込むのに十分な厚みや深さの歯槽骨があると診断された場合に手術の適用となります。

しかし、インプラントを植えるには歯槽骨が足りない場合が多く、そうした場合に、動物の骨（主に牛の骨）が補てん材として使用されます。他の動物の骨などが体内に埋め込まれてしまうと、BSE（狂牛病）や未知の病気に感染する可能性はゼロとは言えません。感染症に詳しい専門家はこうした行為に警鐘を鳴らしています。しかも、一度体内に入った異常プリオン（病原性たんぱく質）を除去する手立てはありませんからなおさらです。この危険性を回避するために、患者さんの他の部分から骨を削って使用する方法も行われています。この手術は、何でもない部分の骨をノミで叩いて削り取るのですから、経験した患者さんから二度と受けたくないという感想をよく聞きます。

私は、インプラントをする歯槽骨が不足している場合、取り返しのつかない感染症の可能性がある補てん材を使用するインプラントを選ばず、ブリッジ・義歯にしています。よくできたブリッジ・義歯治療を受けることができれば、快適な食生活が可能です。

インプラント治療を検討している患者さんの多くは、インプラントに入れ替える歯以外にも虫歯があったり、歯周病が進行していることが予想されます。そのような口腔状態のよくない患者さんには、そもそもインプラント治療は不向きなのです。

特に歯周ポケットが6㎜以上あるような進行した歯周病の歯を多数残した口腔内に、インプラント治療はすべきではありません。口腔内に歯周病菌が多いために、インプラントも歯周病に罹患《りかん》しやすくなります。後述しますが、口腔内の歯周病管理がしっかりできてから、初めて欠損部位のインプラントを考えるべきです。

また、金属アレルギーのある患者さんは、なるべくインプラントをせずに、自分の歯を長持ちさせる治療をお薦めします。たとえ、インプラントの材料となるチタンに対して、パッチテストでアレルギー症状がなくても、インプラントは絶えず唾液に触れ、しかも、歯肉を貫通し歯槽骨に刺さった状態にあるため、金属が溶け出し、体内に直接取り込まれやすい状況にあります。チタンはイオン化しにくい物質と言われていますが、そうした過酷な状態に長期にわたり晒《さら》されると、チタンに対するアレルギー症状まで現れても不思議はありません。現実に、チタンアレルギーは増えています。

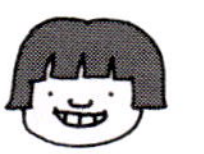

「抜かなくてもよい歯」の抜歯を薦める口車

最近はインプラント治療に熱心なあまりに、適切な管理ができれば10年以上使用できると思われる「抜かなくてもよい歯」を抜歯するという、本末転倒なことをする歯科医が増えているのが気がかりです。こうした歯科医の治療を受けていると、次から次に歯を抜かれることになるので、くれぐれも注意が必要です。インプラントに熱心な歯科医は次のような話をして、抜歯を推奨するのが通例です。

パターン①

この歯には、根の先に大きな病巣があります。病巣が広がると大変なことになりますから、今すぐ抜いてインプラントにしましょう。

虫歯になり、神経を取る治療（根管治療）がうまくできていないと、根尖部《こんせんぶ》に病巣（根尖病巣）ができ、歯を支えている骨が溶けてしまいます。このような病巣があると、歯と関係ない臓器が病気になる可能性があると言われていますが、言われているだけで、必ず起こるわけではありませんから、慌ててはいけません。どうしても心配であれば、根管治療の上手い歯科医による再治療を受けて、抜歯 ↓ インプラントを回避しましょう。

パターン②

口腔内に歯周病の進行した歯を残しておくと、口腔内に棲息する歯周病菌が多くいるため、インプラントを支えている健康な歯槽骨まで感染させて歯周病になる可能性が高くなります。この際、歯周病の進行した歯をまとめて抜いてインプラントにしましょう。

歯周ポケットが6㎜以上になると、多くの歯科医は抜歯を薦めます。「この歯は歯周病が進行しており、じきにだめになります。今なら、歯を支えている骨が十分ありますから、今のうちに抜歯して、インプラントにしましょう」というのが常套句です。

ところが、インプラントを支えている歯肉が歯周病に感染すると、かなりやっかいな事態になります。埋め込まれたインプラントには、天然歯のように歯根と歯槽骨との間を強力につないでいる歯根膜《しこんまく》がありません。そのために、歯肉に炎症が起きて歯周病（インプラント周囲炎）に罹患すると、天然歯よりも簡単に抜けてしまいます。

歯周病に感染している場合、まずは、インプラントにするのではなく、現在罹患している歯周病のケアができるようにしてから、その後に、善後策としてインプラントがよいのか他の方法がよいのかを提案してもらえる歯科医院を選ぶべきです。

これだけは知っておこう

インプラント治療ができない患者さんがいる

インプラントを埋め込む歯槽骨の厚さやあごの形状によっては、手術ができない患者さんがいると説明しましたが、実はそれ以外にも手術ができない場合があります。

インプラント治療は出血を伴う外科手術ですから、合併症はつきものです。心筋梗塞《こうそく》や脳梗塞の患者さんは、インプラント治療は受けられません。その他にも、糖尿病の患者さん、血流をよくする薬を服用している患者さん、タバコを吸う患者さん、ＴＣＨがある患者さんなども適用除外となります。

見落としがちなのは、ビスフォスフォネート系の骨粗しょう症予防薬を服用している患者さんです。薬の商品名は、「アクトネル」「フォサマック」「ボナロン」「ダイドロネル」「ベネット」「ボノテオ」「リカルボン」などです。こうした薬を服用している患者さんは、骨の中にカルシウムが沈着します。それにつれて、骨の中に栄養を供給する血管が細くなり、供給できる酸素や栄養が減っていきます。したがって、インプラントを植える外科手術をすると、手術部位の骨が壊死することがあるといわれています。

ここに紹介した以外にも、インプラント手術を控えるべき患者さんがおられます。こうした問題を抱えた患者さんは、無理してインプラント治療を受けるべきではありません。うまくできた義歯であれば不都合はないはずです。

パターン③

インプラントを埋め込む部位のすぐ近くに「根管治療」した歯があるので、予防的にその歯を抜きましょう。

根管治療した歯の根尖部分には、何の症状がなくても、歯髄《しずい》が感染した時のバイ菌がじっとして生き続けている可能性があります。こうした「静菌状態」にある菌がなんらかの刺激で活動を再開すると、隣接するインプラントを支える歯槽骨まで感染させて、歯槽骨を短期間に喪失させインプラントが抜けてしまいます。根管治療した歯を抜くことで、確かにインプラントに累が及ぶリスクをある程度下げはしますが、その代償として、まだまだ使える歯を失うことになります。

当たり前の話ですが、隣接する根管治療した歯を抜いた場合には、抜いた本数だけインプラントが増えることになります。後述するように、インプラントを維持管理するのは大変で、根管治療した歯を維持する以上のケアが必要になります。

パターン④

インプラントと天然歯を連結したブリッジは作るべきではないと言われています。インプラントでブリッジを作るのに障害となる天然歯を抜歯しましょう。

インプラントを数本植えて連結する治療をする場合には、インプラントと天然歯を連結してかぶせるべきではないと考えられています。インプラントは歯槽骨にチタン製のネジでがっちりと固定されているので浮き沈みしませんが、天然歯は歯根膜を介して歯槽骨とつながっているためわずかな浮き沈みをします。動く歯と動かないインプラントを連結すると、かむたびに小さな振動が生じます。この微小な振動（マイクロムーブメント）をインプラントが受け続けると、次第にインプラントを支えている歯槽骨を失ってゆき、抜けやすくなるといわれています。このような事情から、インプラントでブリッジ治療をする場合は、予防的な観点から途中に残っている天然歯を抜歯するように薦められることがあります。しかし、予防のためだけにまだまだ使える天然歯を安易に抜いてしまってよいものでしょうか。

①～④のいずれのパターンでも、歯科医の言っていることに「嘘」はありません。ただし、彼らは、インプラントを成功させるための最善の治療法を語っているのであって、患者さんに

とって最善の治療法を語っているわけではありません。彼らに言われるままに治療を受けると、きちんとケアすればまだ残せる歯を次々に失い、インプラントを植えることとなります。

インプラントが、患者さんのこれからの人生のあらゆる状況でいつまでも使用できるものであれば、患者さんよりも歯科知識のある歯科医がイニシアチブを取って、インプラント治療を進めてゆくことに賛成します。しかし、インプラント治療が普及するにつれて、いろいろな問題点が明らかになり、天然歯よりも早く抜けてしまう可能性が示唆されています。

私の歯科医院でもインプラント治療を行っていますが、機能している天然歯を抜歯してインプラントを埋め込むという本末転倒なことはしないように決めています。また、インプラント治療が最善の治療法であると考えていないため、他の方法に比べてインプラントを選択することが患者さんの利益になると診断した時だけインプラントを薦めています。

本書の中で繰り返し強調してきましたが、虫歯や歯周病がかなり進行した歯であっても、信頼できる歯科医による口腔ケアを定期的に受け、きちんと管理できれば、そのまま残すことができます。私の患者さんの中には、通常の歯科医であれば躊躇《ちゅうちょ》なく抜歯するであろう6～8㎜の歯周ポケットがある歯でも、20年以上抜歯せずに維持できている方が大勢おられます。

インプラント治療を熱心に薦めてくる歯科医院で、抜歯を拒否して、他の治療方法を希望しても、親身になってもらえないと思います。その時は、ご自分の希望に沿った治療をしてもらえる他の歯科医院に転院すべきだと思います。

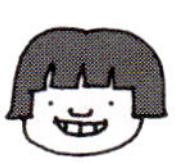

治療はプロフェッショナルケアができる病院で受けよう

インプラントは自分の歯よりも歯周病（インプラント周囲炎）になりやすく、いったん歯周病に感染すると治療が難しく、自分の歯よりも簡単に抜けてしまいます。

インプラントはチタン製のネジ（人工歯根）を、歯肉を貫通して骨までねじ込んだものです。インプラントを長く持たせるためには、歯肉を健全な状態に保つ必要があります。ネジの周りを覆った歯肉がネジと歯槽骨の結合部をギュッと引き締めることによって、歯周病の原因となる起《き》炎《えん》菌が内部に入らないようになるのです。

ところがインプラントを覆う歯肉に炎症が起きると、ネジの周りにある歯肉が緩んできて、歯槽骨の中までバイ菌が入るようになり、歯周病が進行してゆきます。

インプラント治療を受けて特に問題を感じていない患者さんも油断してはいけません。試しにインプラントの周りの歯肉をギュッと押してみてください。インプラントと歯肉の間から、白いドロッとした液体が出てくるようであれば歯周病に感染しています。

天然歯であれば歯周病が進行すると歯周ポケットに膿《うみ》がたまって、歯肉が腫《は》れ上がり、痛みがあります。やっかいなことに、インプラントでは、歯肉を貫いて骨の中に刺さっている棘《とげ》のような状態ですから、傷口が外部に開放された状態となっているために、膿がたまっても自然排出され、腫れることもなく、痛みもない状態が続きます。

そのため、本人の自覚症状がないまま、歯周病が進行します。特に、多数のインプラントを連結したブリッジの場合には、部分的にトラブルが起きていてもまず気付きません。痛みや腫れはなくとも、歯周病は進行しているので、次第にインプラントを支える周りの骨は破壊されます。

高額な治療費を払って受けるインプラント治療ですから、なるべく長期使用したいものです。そのためには、プラークコントロール指導と自分の歯のプロフェッショナルケアを受け、歯周ポケットの管理ができるようになってから、初めてインプラント治療を受けるべきです。口腔内に存在する歯周病菌が少ないほど、予後がよくなることは当たり前の話です。また、インプラント治療を受けてからも、定期的なプロフェッショナルケアは必ず継続して受ける必要があります。

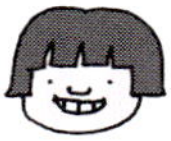

TCHは、インプラントの敵？

インプラントを長く持たせるには、ＴＣＨの是正は必須です。ＴＣＨがあると、インプラントを動揺させる力が加わり、歯槽骨との癒着部分にゆるみが起き、やがて、インプラントが抜けてしまうことになります。自分の歯には歯根膜があるため、動揺しても抜けることはありませんが、歯根膜を持たないインプラントは、わずかに動揺が出ただけで、あっという間に抜けてしまいます。したがって、インプラントにとって、ＴＣＨは最大の敵となり、ＴＣＨ是正は必須事項です。

このように、インプラントを長く持たせるには、ＴＣＨコントロールができる技能をもった歯科医によるきめ細かなケアが必要となります。

「インプラントにすれば、一生持つ」と考えて治療された患者さんが多いと思いますが、術後のケアがうまくいかないと、残っている天然歯よりも先に抜ける事態になります。

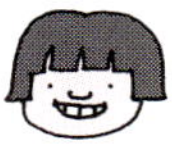

「インプラント難民」にならないために

驚かれるかもしれませんが、インプラントは発展途上の治療技術であり、インプラントの歯周病予防ケアについても、まだ最適な方法がわかっていません。欧米先進国の大学病院が実験的にインプラント治療を始めたのは１９５０年代であり、日本で本格的に普及するようになったのはここ15年足らずのことです。つまり、インプラントにどの程度の耐久年数があるのか、長期に使用した場合に将来どのような弊害が生じるのか、治療した歯科医本人にもわかっていないのです。

私の調べた範囲の話ですが、インプラントにトラブルがあり、治療した歯科医院とは別の歯科医院に来院すると、治療した歯科医院に戻るか大学病院に行くことを薦められて、その歯科医院では処置をしないそうです。自分の歯であれば、他の歯科医院で治療を受けた患者さんでも処置してもらえるのに、なぜインプラントでは同じようにしてもらえないのでしょうか。理由は、後述するようにインプラントは部品ひとつとっても、さまざまな種類があるうえに、治療スタイルも歯科医院によってかなり違いがあるので、おいそれと引き受けることができないからです。不具合のインプラント患者を引き受けて、トラブルを背負い込みたくないのは、ある意味当然の心理といえるでしょう。

このように、どこの歯科医院も、他の歯科医院で植えたインプラントの管理はお断りするのがふつうです。したがって、「自分の受けたインプラントのプロフェッショナルケアを、他の歯科医院では引き受けてもらえない」という覚悟のもとに歯科医院を選択すべきです。

従って、これからインプラント治療を予定している患者さんは、手術を受ける歯科医院が、少なくとも十数年後まで存続するかどうか、信頼している歯科医は十数年後まで歯科治療や口

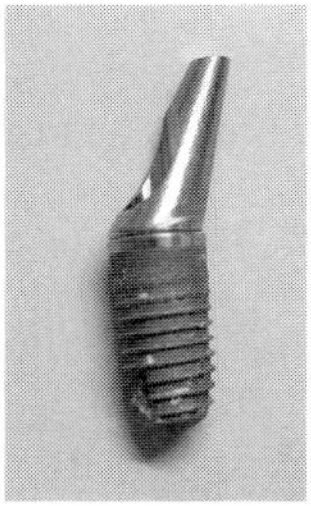

ネジで結合した状態。ネジの締め方が弱いと緩んでくる心配があります。１回法にくらべて、２回法では、インプラントを植えた方向とは違う方向にアバットメントを立てられる利点があります

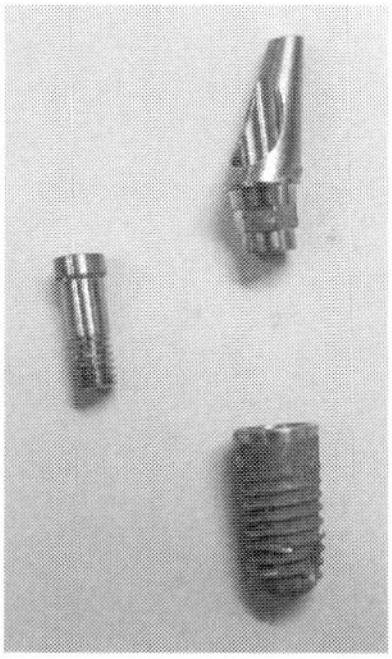

２回法インプラントは、アバットメント（上）とインプラント（下）を接続するネジ（中）で構成されています。インプラントはあごの骨に埋めて、アバットメントは歯肉を貫通して、口腔内に飛び出します。アバットメントに歯をかぶせてかめるようにします

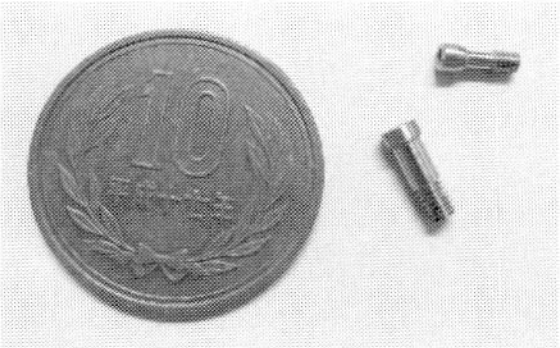

直径24㎜の10円玉と比較したネジ。この小さなネジが、メーカーで異なり、同じメーカーでも製品によって異なるため、修理が必要になった場合には、大事となります

インプラントの部品には供給不安がある

腔ケアを継続できる年齢かどうか、もしくは信頼できる後継者が育っているか、といったことまで考慮に入れる必要があります。

　インプラントには部品供給という面でも不安が残ります。成長分野ということで、インプラントを製造するメーカーは増えていますが、標準的な規格というものが存在せず、各社が数年ごとに改良した製品を出しています。インプラント内部に使用する小さなネジは、同じメーカーの製品でさえ共通性がありません。しかも、メーカーの倒産や輸入されなくなることも考えられます。たとえ部品があっても、約３年以上ストックされていたものは使用期

限切れとなり販売できなくなる可能性もあります。したがって、自分の歯と違ってインプラントにトラブルが起きた時には修理不可能になる事態を予測しておくべきです。

壊れたインプラントを修理してもらえないという「インプラント難民」にならないためには、インプラント治療を受けるにあたって、事前によく勉強する必要があります。

いずれにしても、自分の歯と違って、インプラントは一生ものではありません。抜歯せずに、「100歳まで自分の歯を残す」ライフスタイルこそ、これからの社会では大切になります。

あとがき

お蔭様で、本書が多くの人に受け入れられ、6年後に改訂版が出せることとなりました。過去6年間に、TCH（上下歯列接触癖）という言葉が一般化し、生活習慣の改善策に利用されています。

今となっては過去の話となりますが、本書を発売するにいたった動機を知っていただくことが、改訂版を理解し、より日常生活に役立ててもらえるものと考え、当時のあとがきを再掲します。

大学入学直後の話ですが、大学の図書館が、私と木野君との、最初の出会いの場所でした。その時は、二言三言、言葉を交わしただけでしたが、気の合うところがあったようで、その後、木野君の趣味である蝶の採集やキャンプに、高名な歯科医院の見学にと、よく連れ立って出かけました。しかし、生涯にわたって付き合う友人になるとは、この時は思いもよりませんでした。彼と親しくなったのはある出来事がきっかけでした。

私は、歯科医師国家試験の直前に、体を壊して大学病院に入院することになりました。

国家試験は1年に1度しかなく、しかも実地試験の事前準備が大変でしたので、その年の受験をあきらめ、1年棒に振る決意をしました。ところが、木野君が面倒な準備を全部引き受けてくれたのです。お蔭で、なんとか国家試験に合格できました。一度はあきらめていたことなので、本当に感激しました。この時、まざまざと友人の有り難みを感じました。

その後、木野君は、小さい頃からの夢だった口腔外科の大学院に進み、私は開業医へと、別々の道を歩むことになりました。お互い、別々の道を35年以上邁進《まいしん》してきましたが、ここにきて、木野君の研究業績であるTCH概念の発見が、私が開業以来テーマにしてきた「自分の歯を生涯使用していただく」を実現するためになくてはならないものであることがわかってきました。お互いのテーマが、こんなに密接に関連したことに運命の不思議をみる思いです。

その後、私と木野君の共同研究で、TCHが顎関節症《がくかんせつしょう》ばかりでなく、さまざまな疾患に関連することが解明され、一般の人々がTCHの知識を得ることで、虫歯や歯周病・顎関節症・頭痛・肩こりなどの悩みが減ることが明白となりました。

「TCHを広めることが、間違いなく社会に役立つ。それができるのは、俺たちしかいない」と二人で意気投合して、TCHを一般の人々に広める活動を開始しました。

手始めに、広報活動の母体となる「次世代の顎関節症治療を考える会」（http://www.tmd-kino.com/）を設立しました。そして東京医科歯科大学歯学部附属病院顎関節治療部で行われている顎関節症治療を紹介する『完全図解　顎関節症とかみ合わせの悩みが解決する本』（講談社刊）を出版しました。この本は予想以上に好評で、再版を重ねたため、木野君のTV出演まで実現しました。それとともに、医学誌にTCHに関連する論文を相次ぎ発表してきました。

この本もTCHの普及・啓蒙を目的として企画されました。本書でも繰り返し説明したとおり、TCHは顎関節症に悩んでいる患者さん特有の癖ではなく、誰にでもある一般的なもので、虫歯や歯周病にもさまざまな悪影響を与えています。自分の歯を生涯失わないようにするためには、TCHの是正は不可欠です。本書を通じて、まだあまり知られていない事実をひとりでも多くの方に知っていただきたいと思います。

現在の進んだ歯科医学をもってすれば、今まで抜歯やむなしと判断された状態の悪い歯でも抜歯せずに管理できます。その一方で、インプラントという新しい治療法の登場によって、まだまだ使える歯を抜歯するという皮肉な展開が起きています。

この本では、抜歯されてしまったらおしまいなので、抜歯せずに治療してもらえる医療機関を見つける必要性を繰り返し強調しています。そして、自分の歯を生涯残すために、

「砂糖を極力とらない」「1日1回正しい歯みがきをする」「3ヵ月に1回歯周病管理のために歯科医院に通う」ことを提案しています。

砂糖が虫歯や歯周病の原因となるプラーク形成に深く関与していることは、疑いのない事実ですが、現代社会において砂糖をゼロにすることは不可能です。そこで、砂糖を極力減らし、摂取の仕方を工夫した食生活がとても重要となります。

しかし、砂糖の摂取を完全に断たない限り、口腔内にプラークが形成されます。これを取り除くには歯みがきしかありませんが、回数をいたずらに増やせばよいわけではありません。歯は磨耗します。いったん磨耗させてしまうと元に戻らないばかりか、次々と弊害が起きてきます。絶対にすり減らしてはいけません。歯をすり減らさずに、プラークだけを除去するブラッシングが必要となります。

歯周病の進行具合は自己診断できませんし、自己管理だけだと、プラークが除去できていない箇所に、30〜40代から自覚症状もなく歯周ポケットができます。これを放置してはいけません。必ず、歯科医院でプロフェッショナルケアを受けてください。歯周ポケットが2〜3㎜で維持されていれば、歯を支える歯槽骨が十分にあるため、何歳になっても歯が抜けてしまうことはありません。

これら3要件に加えて、今まで見落とされていた1日に数時間上下の歯を接触させている癖（ＴＣＨ）を是正し、上下の歯が触れている時間を20分以内に収めれば、歯に無理な力がかからなくなり、歯の寿命が延びるのは容易に理解できます。

１００歳以上の高齢者は、昭和62年（１９８７年）には、２２７１人でしたが、平成23年（２０１１年）には、４万７７５６人に増えています。一方、80歳で歯が20本以上残っている人は、昭和62年には７％でしたが、平成23年には38・３％に増えています。

日本の未来を考えた時、１００歳以上の高齢者がさらに増え、80歳で全部の歯（28本）が残る８０２８《はちまるにいはち》が当たり前の時代になるのかもしれません。これから老後を迎える人は、「自分の歯を生涯使う」と覚悟した生き方をしないと、時代に取り残されてしまうかもしれません。自分の歯で何でも食べられる人生は、老いを忘れた明るく楽しい人生となるのではないでしょうか。

この本の出版にあたり、講談社の高月順一氏には大変お世話になりました。

初版刊行から６年経ち、１００歳以上の高齢者は、平成30年（２０１８年）には６万９７８５人と激増しており、１００歳まで生きることは当たり前の時代となってきました。野生の動物では、歯を失う＝死に繋がります。そうした観点から、１００歳まで健康に生きるためには、自力で食べることは必須条件で、なるべくなら義歯やインプラントではなく自分の歯で食べられたら理想です。今回の改訂では、そうした理想人生を描くため、より具体的にTCHを日常生活に取り入れる方法を中心にお話ししました。

１００歳まで自分の歯を失わずにいることは決して不可能ではありません。ただし、そのためには、本書で解説した４つの方法を正しく理解し、根気強く続けることが必要です。はじめににも書きましたが、新しい治療法だからといって、それが患者の利益になるとは限りません。そんな目新しい方法など使わずとも、１００歳まで持たせることは可能なのです。

一度失った歯は決して元に戻ることはありません。入れ歯はもちろんインプラントも、親からもらった天然歯の代用になるものではありません。本書を締めくくるにあたり、いまいちど強調しておきたいと思います。

２０１９年5月

齋藤　博

■サイトウ歯科（齋藤博）

東京都渋谷区代々木2−10−9　本間ビル3F
電話番号　03−3374−7070

詳しい情報はホームページをご覧ください。
http://www.saitousika.com/

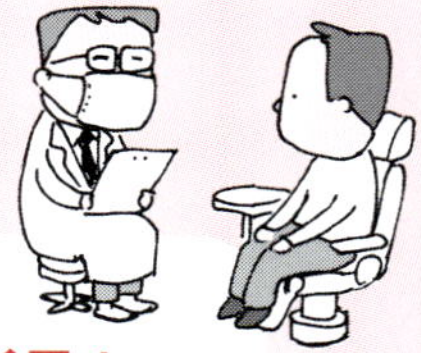

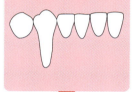

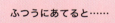

プロが教える 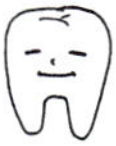 「ワンポイントアドバイス」

歯肉の退縮

一部の歯肉が
下がっている場合は

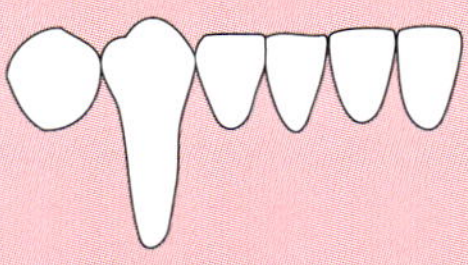

↓

ふつうにあてると……

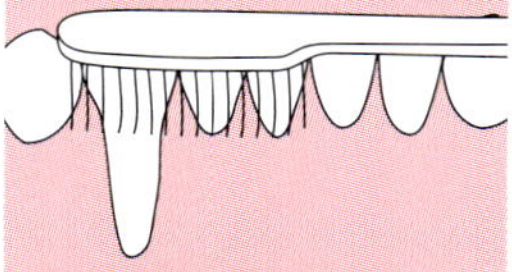

みがき残すので、

↓

ふつうにみがいた後に
根本をねらってみがく

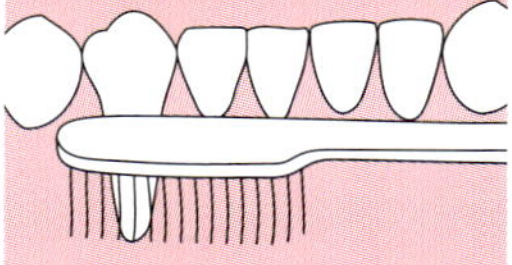

歯の隙間

歯と歯の間が
あいている場合は

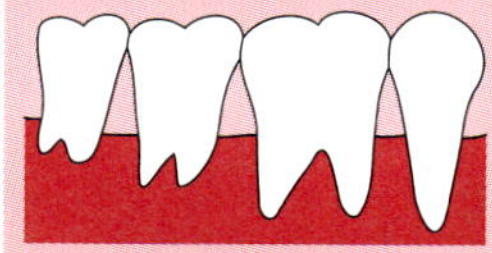

隙間に合った
歯間ブラシを使う

↓

歯間ブラシは、歯と歯肉の境目にあて小刻みに動かす。外側だけでなく内側からも入れる

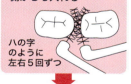

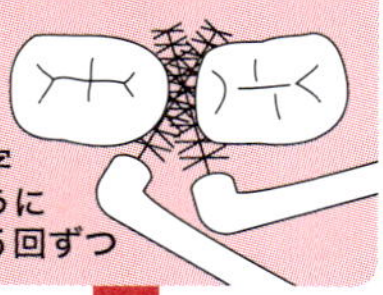

ハの字
のように
左右５回ずつ

↓

間が縦長だったりハの字みがきが難しかったら矢印のように歯に沿わせてクルクル回してみる

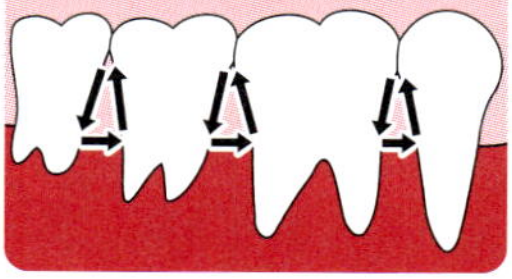

プロが教える「ワンポイントアドバイス」

凹んだ歯 その❶

凹んでいる
歯ブラシを縦にすると
みがきにくい場合は

2番の歯が凹んでいる

歯ブラシを横向きにして直角にあてて振動を与える

歯ブラシを縦にして、2をみがく。終わったら角度を変えて、

1と2、2と3の間をみがく

凹んだ歯 その❷

凹んでいるところに毛先をあてる

ここをみがき残しやすい

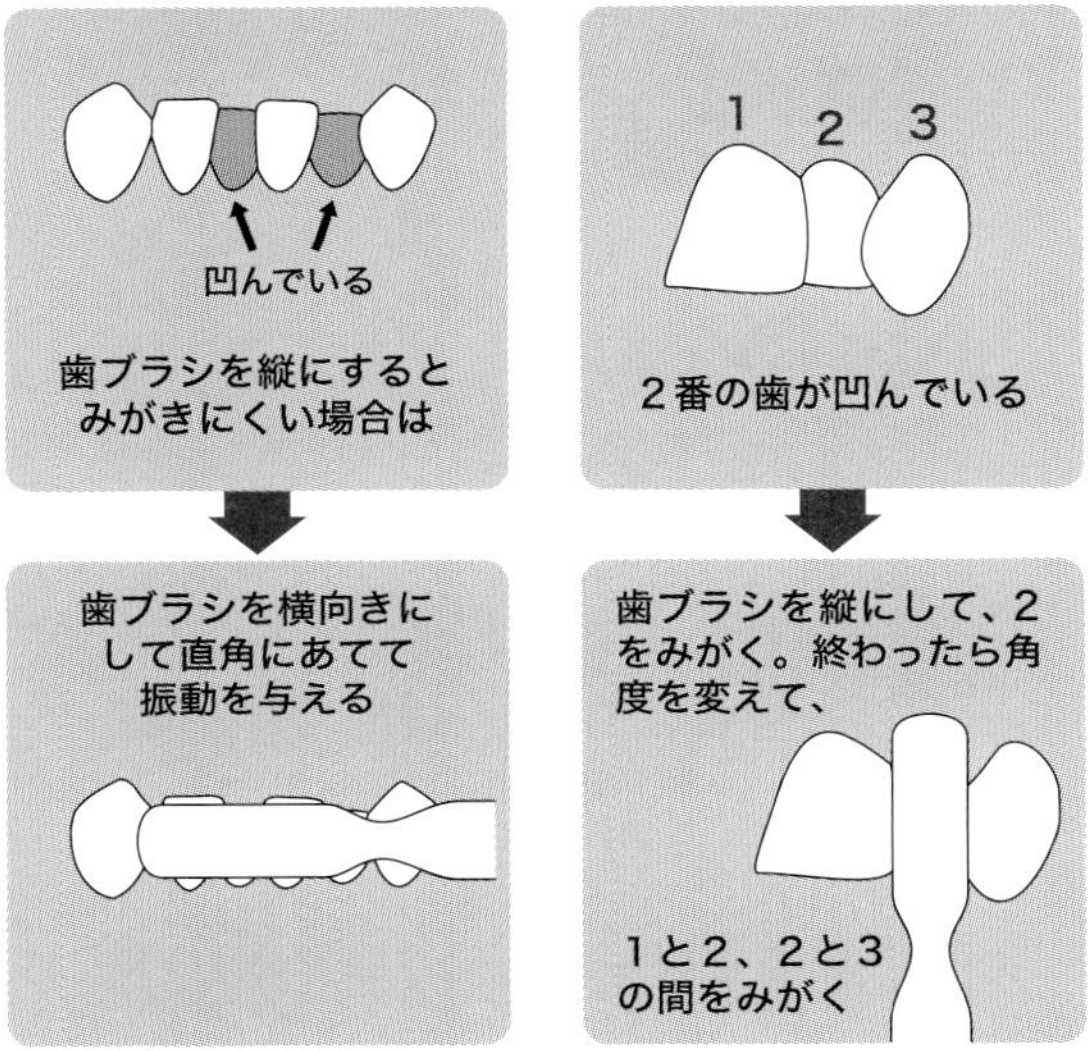

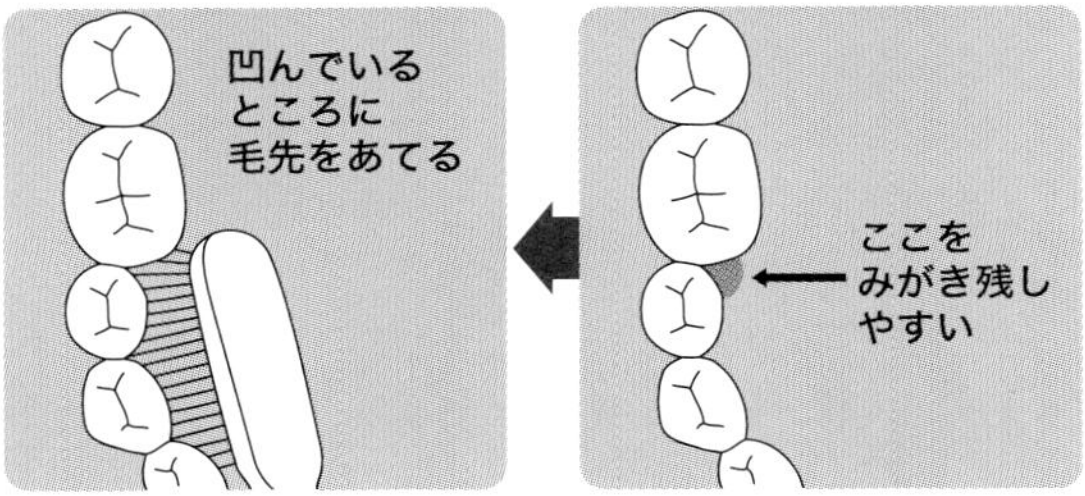

親知らず その❶

歯間ブラシも使える
親知らずが前の歯にあたっている場合は
内側と外側からみがく

歯ブラシの毛先で

親知らず その❷

歯ブラシを歯肉のきわまで届かせる
歯肉がかぶさっているため不潔になって腫れやすい

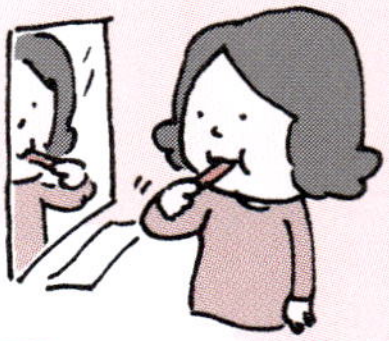

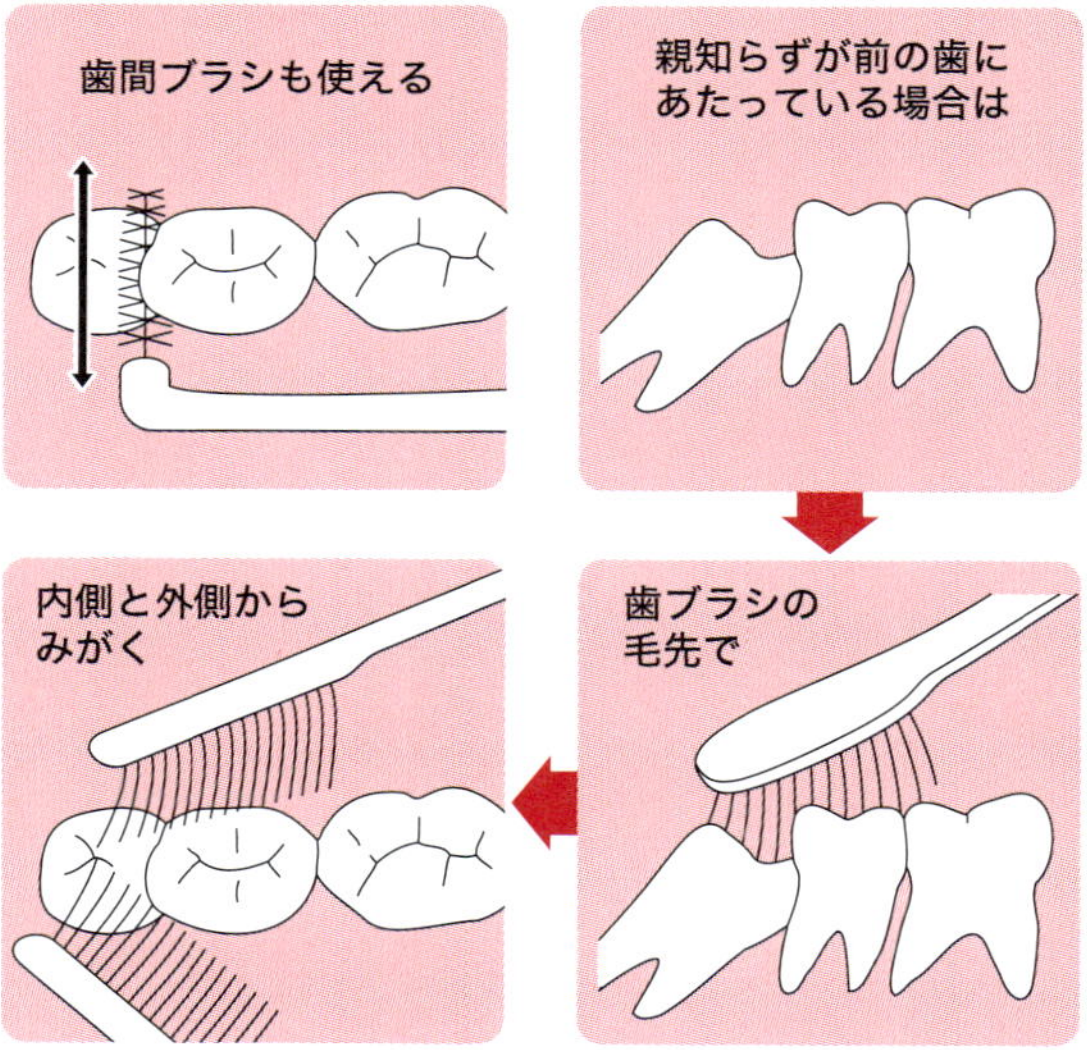

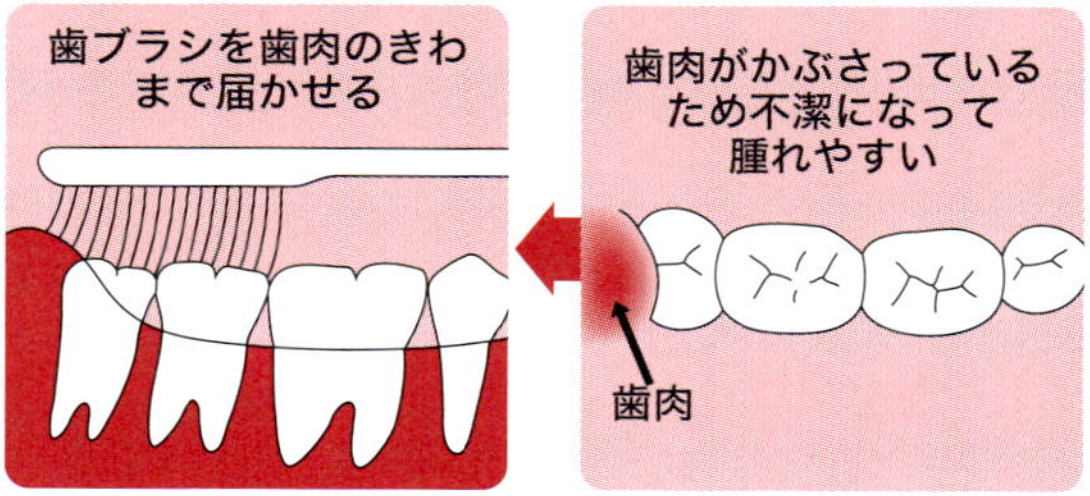

プロが教える「ワンポイントアドバイス」

ブリッジと孤立した歯

ブリッジ1
→にプラークがたまる

歯間ブラシや歯ブラシの毛先を使ってみがく

ブリッジ2
→にプラークがたまる

隣の歯がない
→のところもみがく

吐き気を防ぐ

下の歯の内側奥（歯みがきポスターの18と22）も吐き気を催しやすい

奥に入れすぎるとゲーとなる

上の歯の内側奥（歯みがきポスターの7と11）はデリケートなので吐き気を催しやすい

ここにあたるとゲーとなる

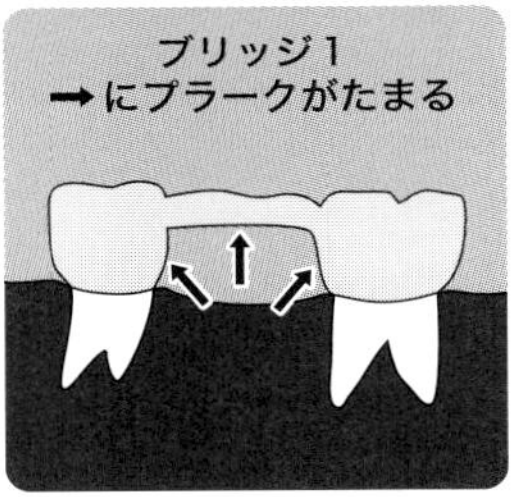

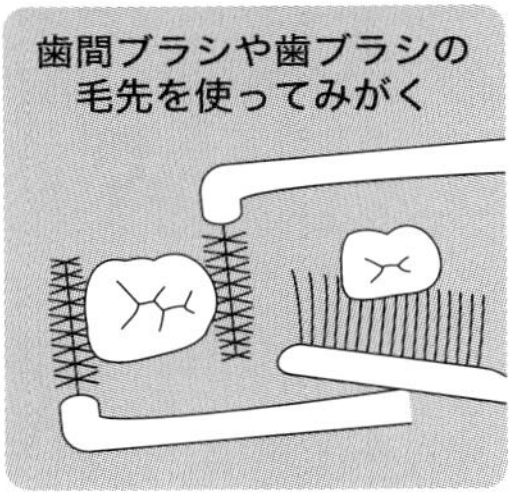

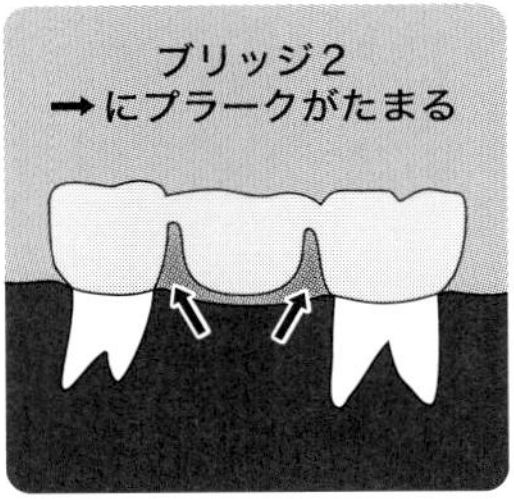

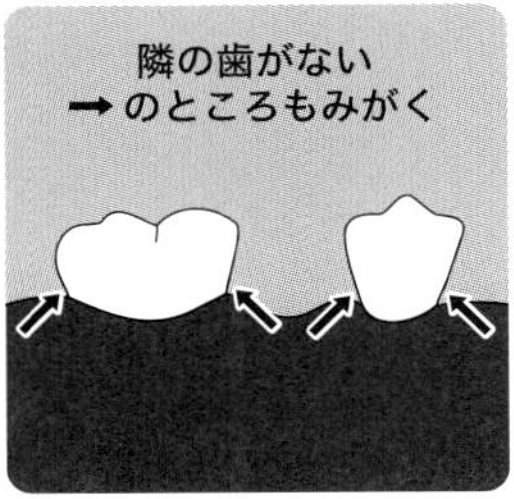

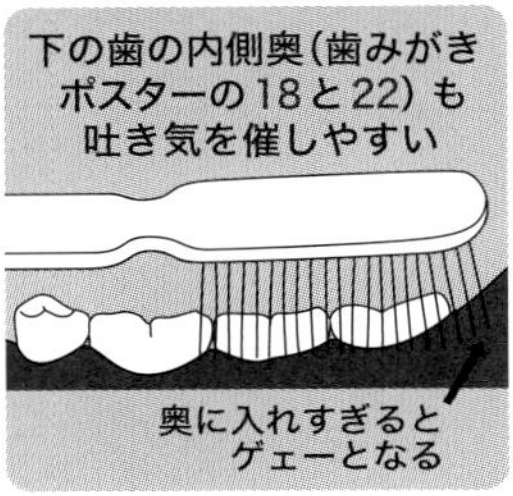

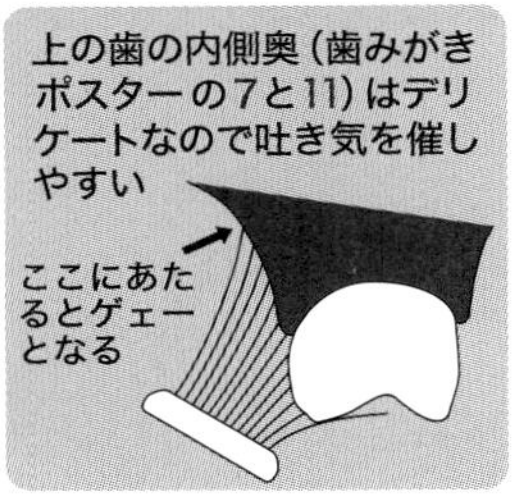

その他

歯みがきの後には
舌の汚れもとろう。
口臭予防の効果もある

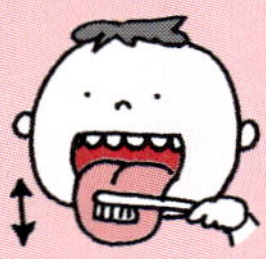

歯みがき剤は
歯を磨耗させるので
極力使用しない

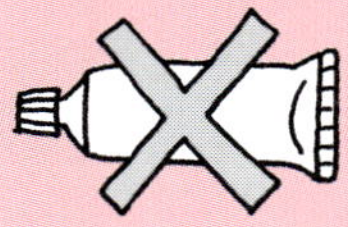

歯の表面は、上下の歯の先を合わせて円を描くようにみがく

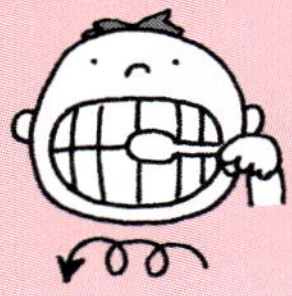

ＴＣＨ是正

「力を抜く」「リラックス！」
などと書いたメモやシール
を貼る

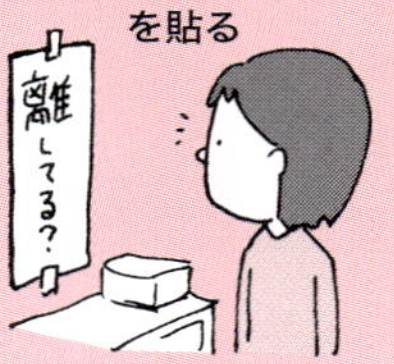

上下の歯が触れているときは、脱力して歯を離す

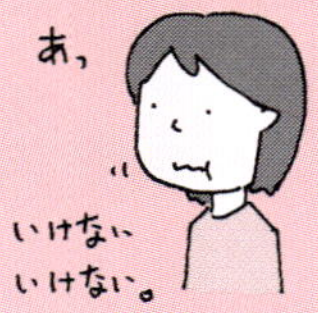

特別付録①② TCH是正
「歯離してる？」シールを
ご活用ください

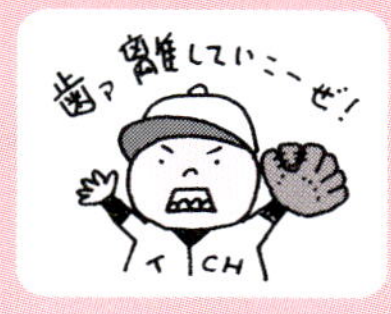

著者

齋藤　博（さいとう・ひろし）

一九七六年、東京医科歯科大学歯学部卒業。一九七七年五月「自分の歯を生涯使用してもらう」をテーマに、新宿駅・南口で開業、現在に至る。同級生の木野孔司元東京医科歯科大学准教授を中心とする歯科医師有志とともに「次世代の顎関節症治療を考える会」を主宰している。

監修者

木野孔司（きの・こうじ）

一九七六年、東京医科歯科大学歯学部卒業。東京医科歯科大学歯学部口腔外科学第一講座助手を経て、二〇〇〇年に同大学歯学部附属病院顎関節治療部部長（准教授）。二〇一五年三月、同大学歯学部附属病院顎関節治療部を退職。

健康ライブラリー

100歳《さい》まで自分《じぶん》の歯《は》を残《のこ》す4つの方法《ほうほう》　改訂新版《かいていしんぱん》

二〇一九年五月二四日　第一刷発行
二〇二三年一月一一日　第二刷発行

著　者　齋藤《さいとう》　博《ひろし》
監　修　木野《きの》孔司《こうじ》
発行者　鈴木章一
発行所　株式会社講談社
郵便番号一一二-八〇〇一
東京都文京区音羽二-一二-二一
電話番号　出版　〇三-五三九五-三五六〇
販売　〇三-五三九五-四四一五
業務　〇三-五三九五-三六一五

印刷所　凸版印刷株式会社
製本所　株式会社若林製本工場

N.D.C.497　206p　20cm

定価はカバーに表示してあります。

ISBN978-4-06-515617-9

絶賛発売中!!

本書のイラストを描いた
人気の絵本作家
ヨシタケシンスケさんによる、
大人のための絵本

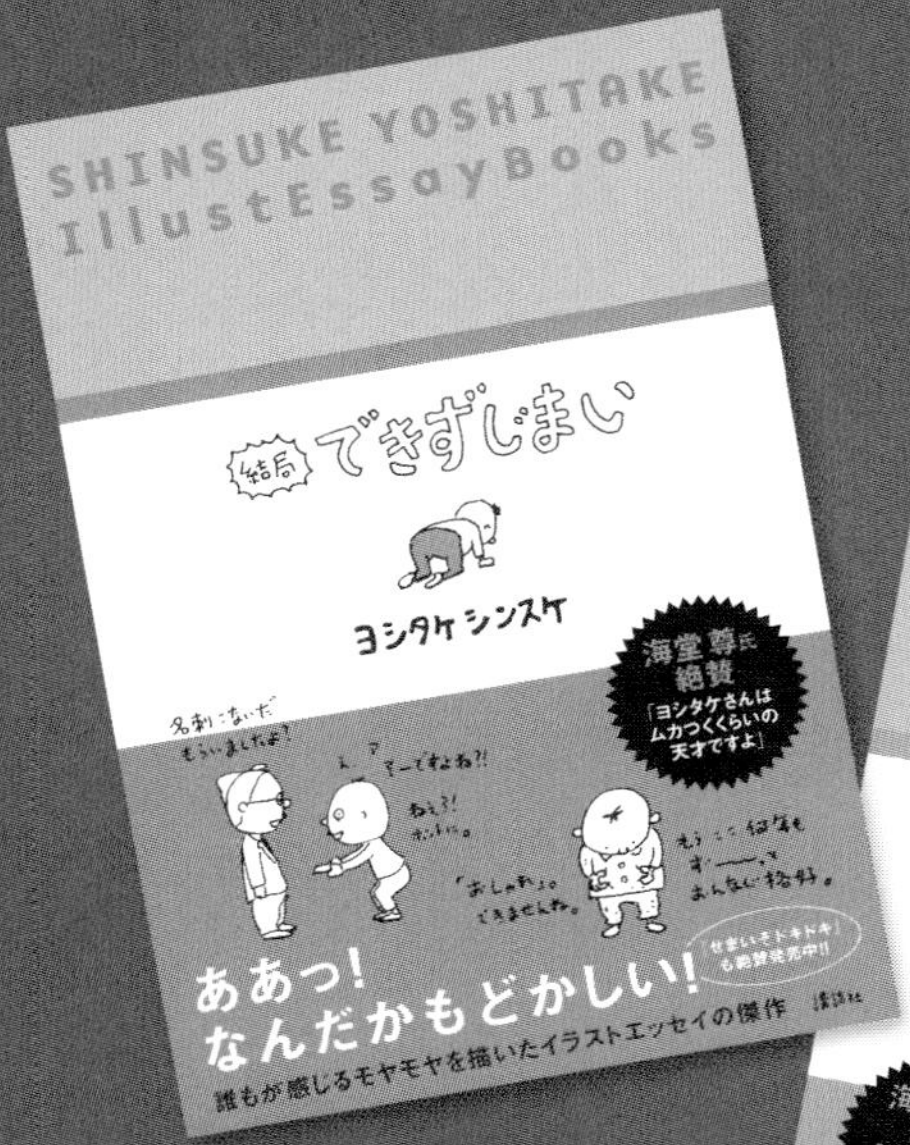

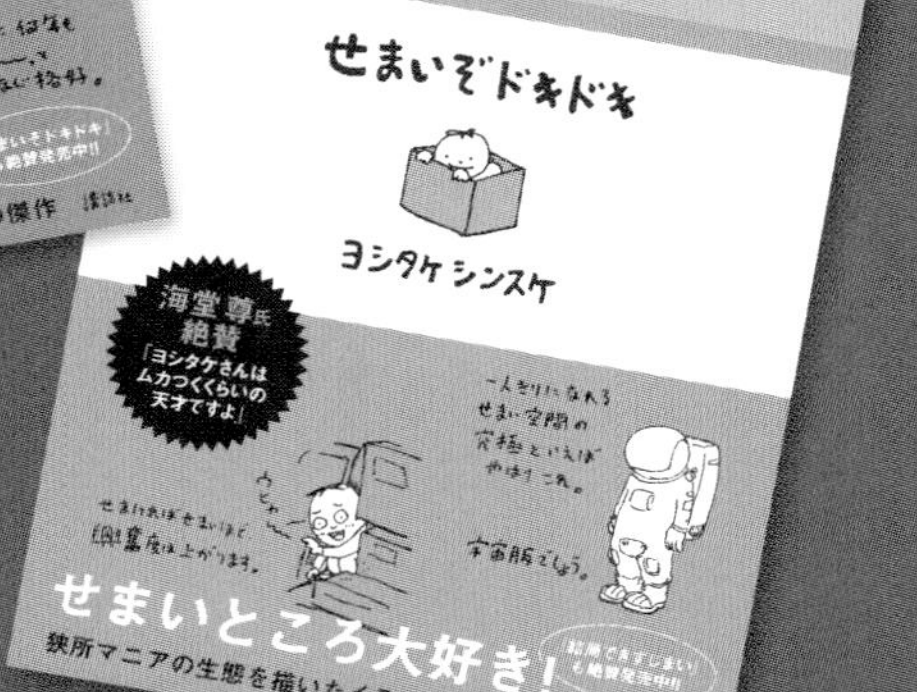